濟陽式癌症飲食療法

實踐食譜

癌症晚期也有驚人效果的「濟陽式癌症飲食療法」
這裡依照主食、主菜、副菜、湯品、蔬果汁、優格等類別，
介紹實際的食譜，讀者請依照個人喜好做組合，變化無限。
請務必試試！

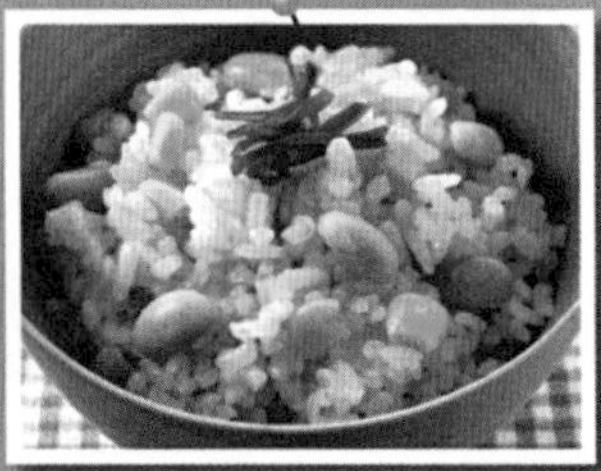

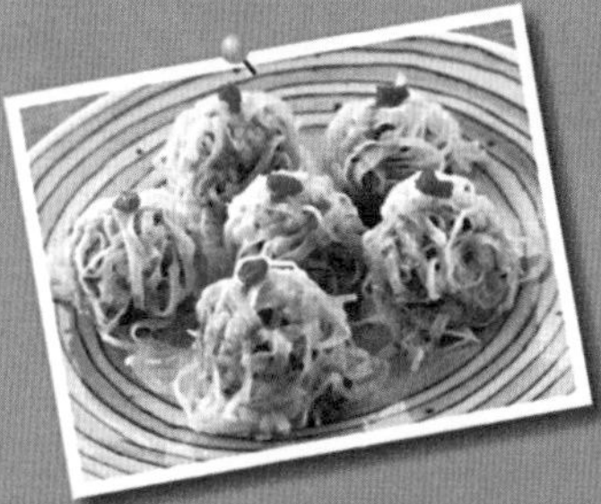

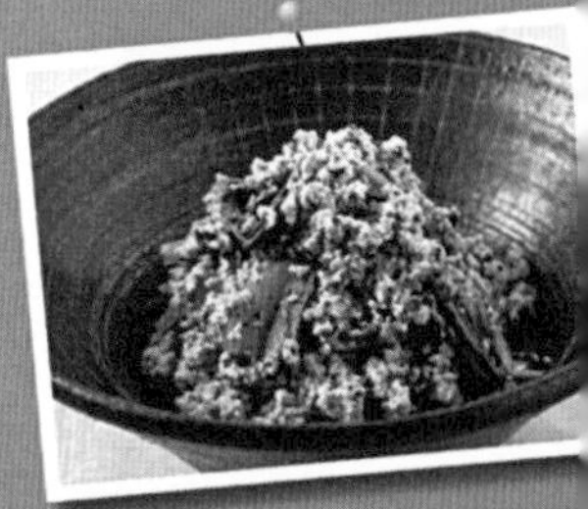

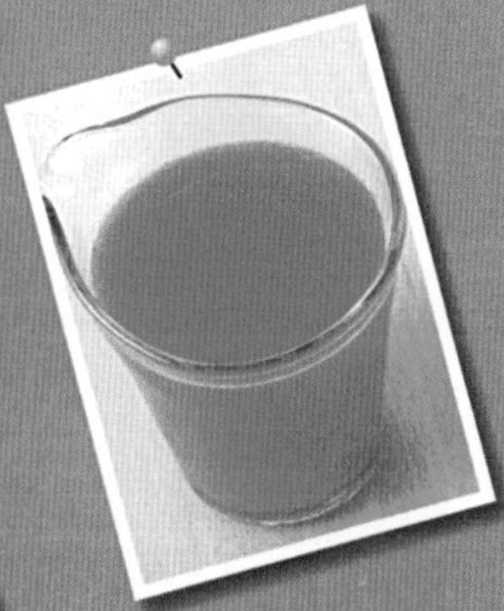

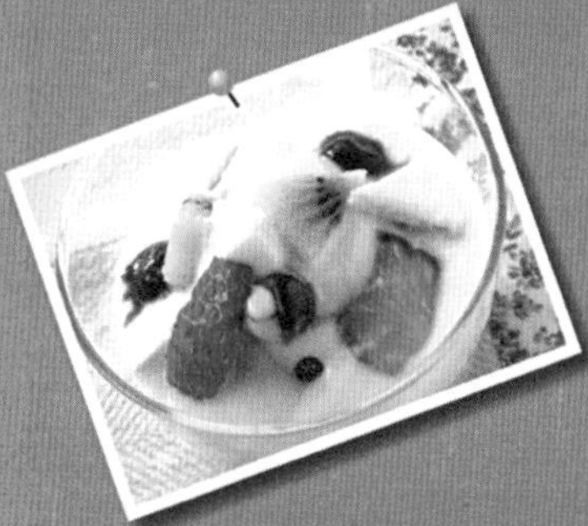

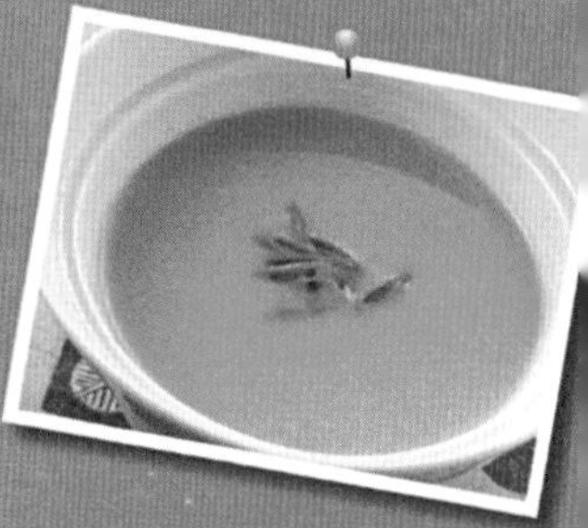

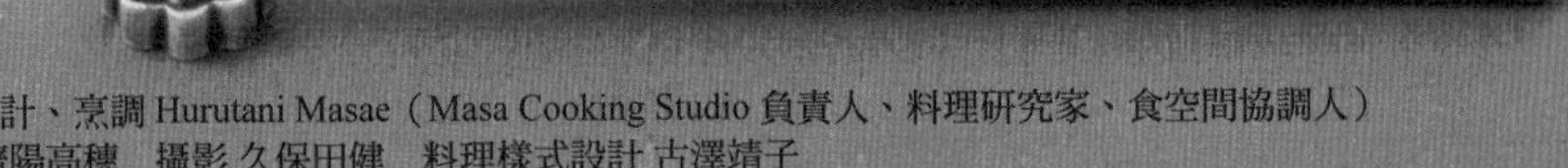

食譜設計、烹調 Hurutani Masae（Masa Cooking Studio 負責人、料理研究家、食空間協調人）
監製 濟陽高穗　攝影 久保田健　料理樣式設計 古澤靖子

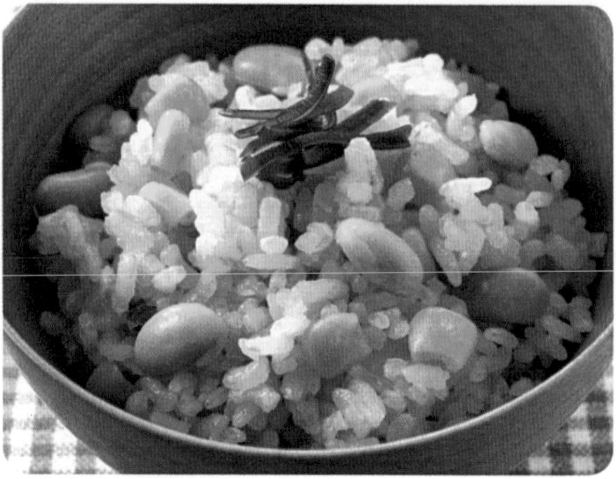

毛豆玉米飯

一人份熱量 331 大卡
鹽分 0.2 公克

材料（一人份）
● 胚芽米…半杯
● 乾昆布…3 公分
● 毛豆…毛豆莢半杯
● 罐頭玉米粒…1/4 杯

作法
❶將胚芽米洗淨、量好水加入，再放入昆布靜置一小時，按一般方式煮熟。
❷將毛豆莢煮熟去殼。
❸飯煮好後再將昆布取出切絲。
❹將②和瀝乾的玉米粒拌入飯裡，再把③裝在飯上面。

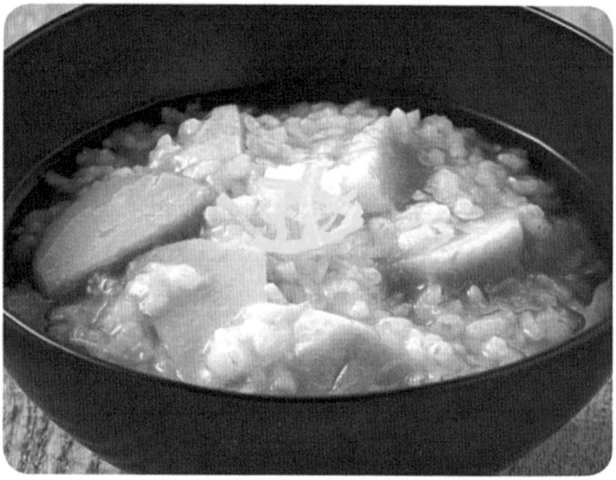

芋頭粥

一人份熱量 312 大卡
鹽分 0.0 公克

材料（一人份）
● 胚芽米…半杯
● 芋頭…略大的 1 顆
● 日本柚子皮…適量

作法
❶將胚芽米洗淨加 7 倍的水浸泡 1 小時。
❷將芋頭去皮、切成 7～8 毫米厚的扇形，汆燙去澀。
❸將②放入①裡煮沸後轉小火煮 30 分鐘。
❹將③盛裝在碗裡，上面再灑上切好的日本柚子皮絲。

全麥可麗餅

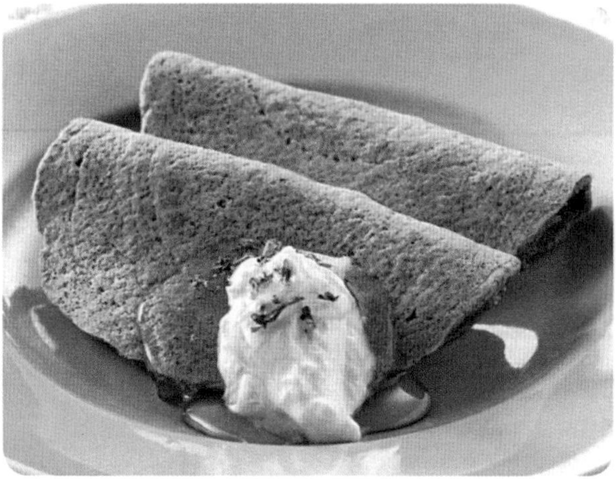

一人份熱量 294 大卡
鹽分 0.2 公克

材料（一人份）
- 全麥粉…1/4 杯（25 公克）
- 白芝麻粉…1 大匙
- 蛋…半個
- 豆漿…1/4 杯
- 巴西利末…1/2 大匙
- 紅蘿蔔泥…1/2 大匙
- 麻油…適量
- 優格…1/4 杯
- 蜂蜜…1 大匙

作法
❶將全麥粉、白芝麻粉倒入料理缽裡加蛋充分攪拌，再將豆漿一點一點倒入拌勻。
❷將巴西利、紅蘿蔔泥放入①裡攪拌後放置 1 小時。
❸平底鍋裡倒入少許麻油讓油均勻散開再倒入②開始煎可麗餅。
❹將煎好的③裝入盤裡，再放優格（先輕輕流掉水分）和蜂蜜，最後上面灑點巴西利末點綴。

雜糧蘑菇飯

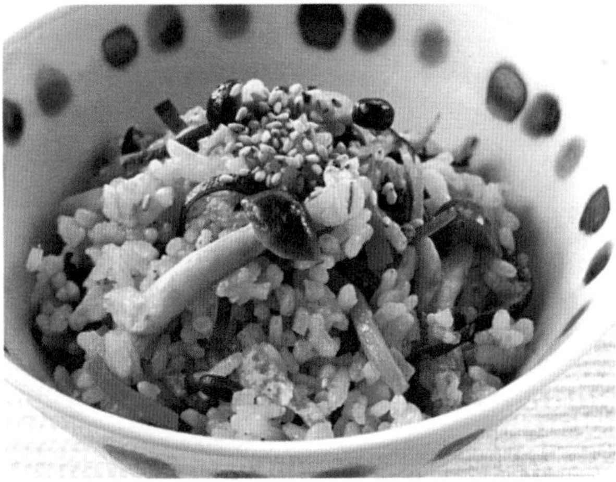

一人份熱量 342 大卡
鹽分 0.0 公克

材料（一人份）
- 胚芽米…半杯
- 雜糧…1/2～1 大匙（麥、小米、稗、黍、莧籽、黑米）
- 乾昆布…3 公分
- 乾香菇…1 朵（先用水泡軟備用）
- 紅蘿蔔…1 公分厚的圓形切片 1 塊
- 真姬菇…1/4 盒
- 油豆腐皮…1/4 片
- 熟白芝麻…適量

作法
❶將胚芽米、雜糧、昆布洗淨放入鍋裡再加適量的水放置 1 小時。
❷將泡好的香菇和紅蘿蔔切細，真姬菇撕開，油豆腐皮用熱水快速沖洗後切細。
❸將②加到①裡按一般方式煮熟。
❹飯煮好後將昆布取出切細後放在飯上。
❺將④盛入碗裡再灑上白芝麻。
※這裡材料標示為 1 人份，如用電鍋煮多人份，請將標示份量乘上人數。

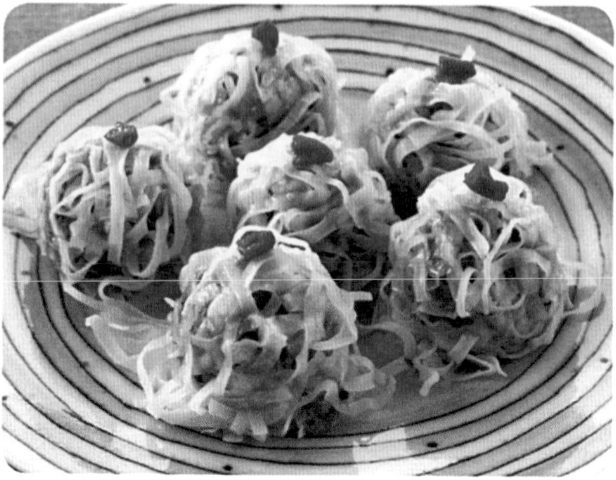

蠶豆餡蔬菜燒賣

一人份熱量 179 大卡
鹽分 0.0 公克

材料（一人份）
- 蠶豆（冷凍可）…半杯
- 洋蔥…1/8 個
- 真姬菇…1/8 盒
- 菠菜…1 束
- 太白粉…1 大匙
- 燒賣皮…6 片
- 枸杞…適量（先用水泡軟備用）

作法
1. 將蠶豆去皮磨成泥備用。
2. 將洋蔥、真姬菇切末，菠菜汆燙後切細將水捏乾。
3. 將①、②和太白粉攪拌均勻後分成 6 等分。
4. 將燒賣皮切細備用。
5. 將④鋪在蒸盤上，再把一口大小的③放置其上作成球狀然後蒸熟。蒸好後上面放枸杞點綴。

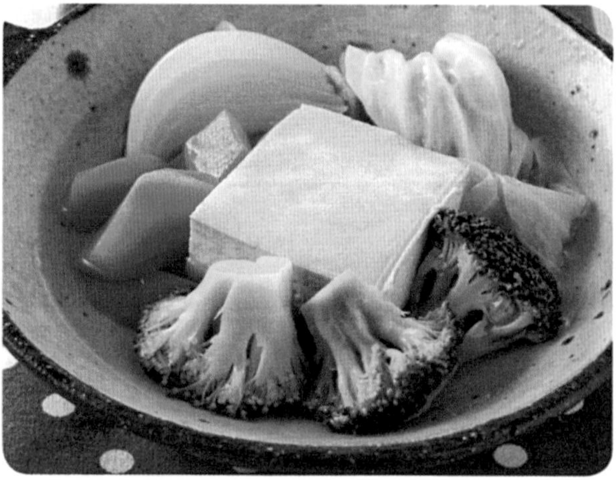

日式五彩蔬菜豆腐濃湯

一人份熱量 120 大卡
鹽分 0.4 公克

材料（一人份）
- 高麗菜…1 片
- 紅蘿蔔…3 公分厚的圓形切片 1 塊
- 洋蔥…1/8 個
- 日式高湯…1.5 杯
- 花椰菜…4 小塊
- 木棉豆腐…1/4 塊

作法
1. 將高麗菜切成四等分，紅蘿蔔切滾刀塊，洋蔥切瓣狀備用。
2. 將日式高湯倒入鍋內，先放紅蘿蔔、洋蔥煮 2～3 分鐘，再放高麗菜、花椰菜和豆腐續煮 1～2 分鐘。

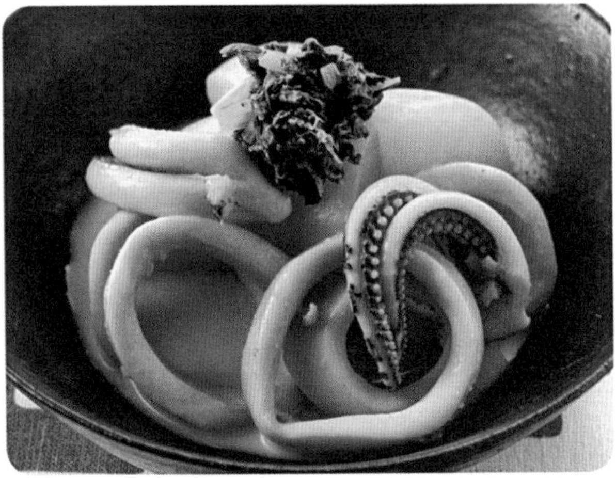

魷魚蕪菁豆漿煮

一人份熱量 114 大卡
鹽分 0.8 公克

材料（一人份）
- 生魷魚…1/4 條
- 蕪菁…1 個
- 蕪菁葉…適量
- 日式高湯…1 杯
- 豆漿…半杯

作法
1. 將魷魚切成圈狀、魷魚腳切半備用。
2. 蕪菁削皮切成 4 等分，葉的部分切細燙過備用。
3. 蕪菁放入鍋內再倒入日式高湯煮至軟。
4. 將①和豆漿加入③裡快煮一下（若用大火煮，豆漿會呈分離豆渣狀）。
5. 將煮好的④盛入湯碗裡上面再用蕪菁葉點綴。

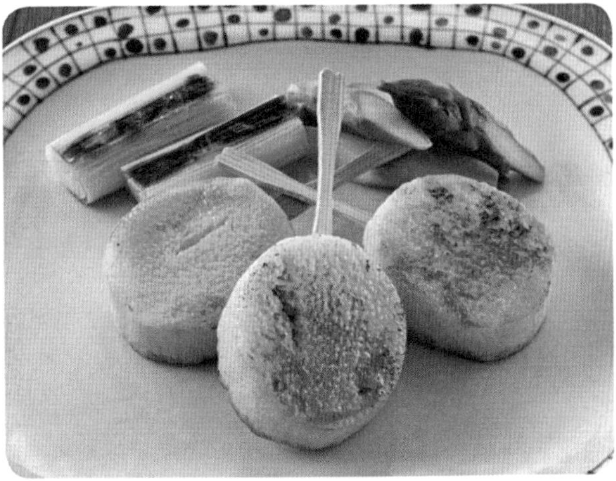

烤山藥串

一人份熱量 101 大卡
鹽分 0.0 公克

材料（一人份）
- 山藥…2 公分厚的圓形切片 3 塊（直徑 4～5 公分）
- 蘆筍…1 根
- 麻油…1 小匙
- 日本大蔥…5 公分長的切段 2 根

作法
1. 將山藥放入鍋裡加水煮軟備用。
2. 將蘆筍去掉硬皮、汆燙斜切。
3. 平底鍋裡倒入麻油加熱，將①和日本大蔥的表面烤成漂亮的顏色。
4. 將②、③盛好。

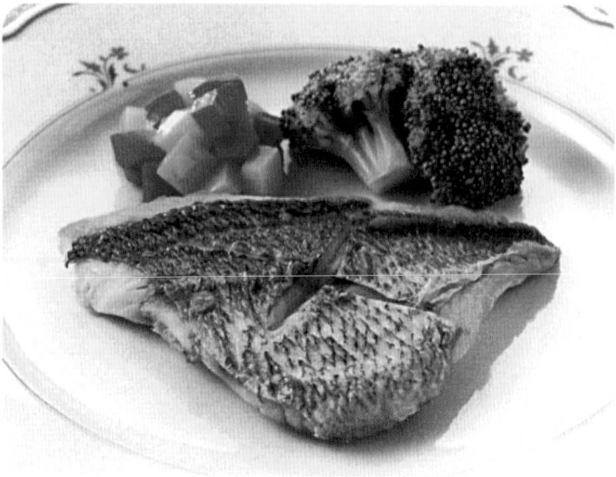

法式香煎白肉魚片

一人份熱量 230 大卡
鹽分 0.2 公克

材料（一人份）

- 鯛魚（鱸魚、鱈魚等亦可）…1 片（80～100 公克）
- 花椰菜…2 小塊
- 紅、黃甜椒…各 1/8 個
- 橄欖油…1 小匙
- 白酒…1 小匙

作法

❶在鯛魚片上劃十字切口。
❷把花椰菜燙熟，甜椒切成 1 公分大小的方塊。
❸平底鍋裡放橄欖油加熱，將①的兩面輕輕煎一煎。
❹再將③灑上白酒，蓋上鍋蓋悶烤，起鍋前放入甜椒加熱。
❺將鯛魚、花椰菜、甜椒盛入盤中。

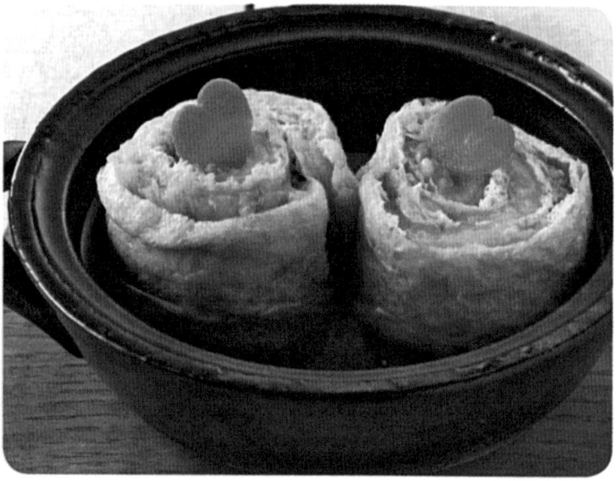

白菜鍋

一人份熱量 144 大卡
鹽分 0.2 公克

材料（一人份）

- 大白菜…1～2 葉
- 油豆腐皮…1 片（先用熱水汆燙洗過）
- 日式高湯…1 杯
- 心型紅蘿蔔…2 片（先煮好備用）

作法

❶把大白菜先汆燙去除澀味。
❷將①切成 4～5 公分的寬度。
❸將②和油豆腐皮重疊捲起來、放入鍋內倒入日式高湯煮 3～4 分鐘。
❹將③盛入器皿裡，上面再放熟的心型紅蘿蔔。

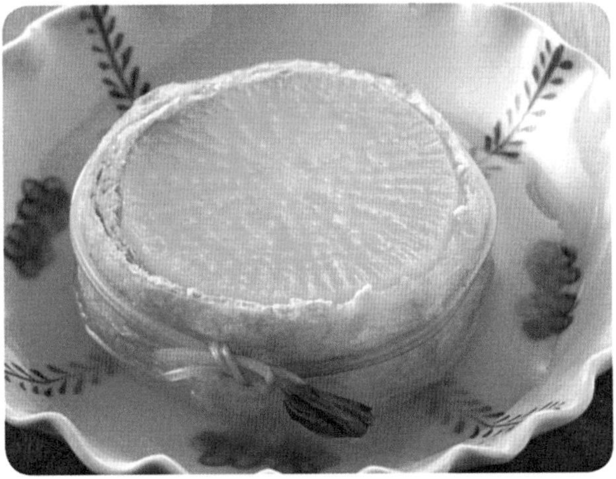

白蘿蔔豆皮捲

一人份熱量 61 大卡
鹽分 0.4 公克

材料（一人份）
- 白蘿蔔…3 公分厚的圓形切片 1 個
- 油豆腐皮…1/4 片（先用熱水汆燙洗過）
- 日式高湯…1.5 杯
- 鴨兒芹…2 根（先汆燙好備用）

作法
❶將白蘿蔔去皮、兩側邊緣修邊（譯注：以防煮時散開），然後用刀在蘿蔔表面畫十字刀痕，再用洗米水汆燙去澀。
❷將①洗淨、側面包上油豆腐皮後用牙籤固定。
❸將日式高湯及②放入鍋內煮沸後轉小火續煮至白蘿蔔變軟。
❹將③的牙籤拿掉，用汆燙好的鴨兒芹綁緊。

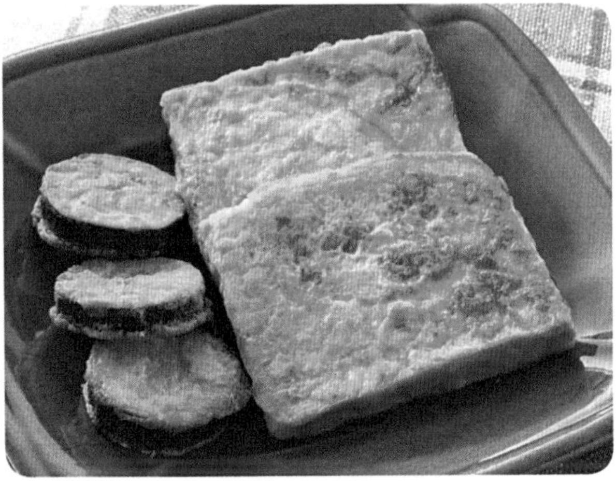

義式香煎日本凍豆腐

一人份熱量 171 大卡
鹽分 0.5 公克

材料（一人份）
- 高野豆腐（日本凍豆腐）…1 片
- 櫛瓜…1/4 根
- 日式高湯…1 杯
- 橄欖油…1 小匙
- 麵粉…適量
- 蛋…半顆

作法
❶將乾的高野豆腐浸在水中等回復原狀後將水擰乾（包裝上若標示不需浸泡則依其標示）切成 2 片備用。
❷將櫛瓜切成 1 公分厚的圓形切片。
❸將日式高湯及①放入鍋中煮 4 至 5 分鐘待豆腐涼後擠乾。
❹平底鍋內放橄欖油加熱，將②和③灑上麵粉再兩面沾上打好的蛋液後下去煎。

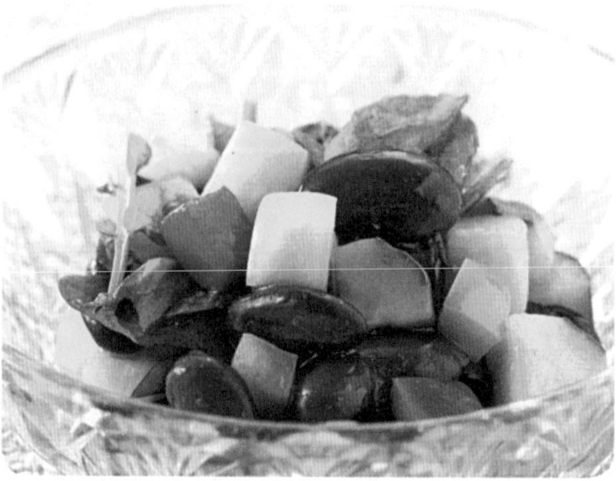

豆子沙拉
一人份熱量 202 大卡
鹽分 0.0 公克

材料（一人份）
- 小黃瓜…1/4 條
- 紅、黃甜椒…各 1/8 顆
- 西洋菜…1 棵
- 水煮豆…1/3 杯
- Ⓐ 醋…1/2 大匙
  橄欖油…1 大匙

作法
❶將小黃瓜和甜椒切成 1 公分的方塊狀，西洋菜切成 2 公分長。
❷將 A 拌入水煮豆和①裡。

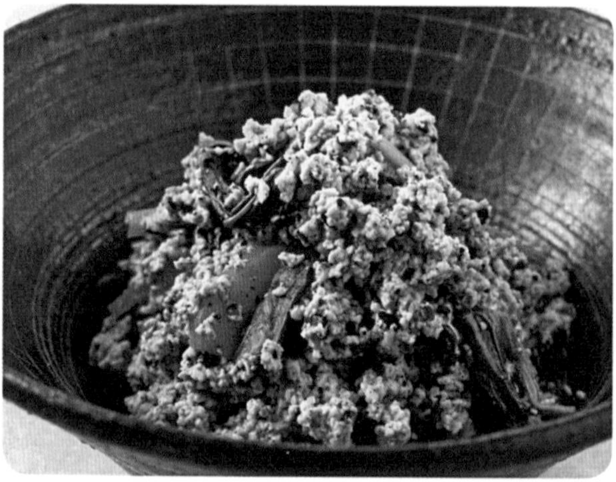

紅蘿蔔菠菜拌豆腐泥
一人份熱量 129 大卡
鹽分 0.0 公克

材料（一人份）
- 木棉豆腐…1/4 塊
- 紅蘿蔔…2 公分厚圓形切片 1 塊
- 菠菜…2 棵
- 黑芝麻粉…1 大匙
- 日式高湯…1～2 小匙

作法
❶將木棉豆腐弄碎放入煮沸的水裡快速加熱後用濾網撈起備用。
❷將紅蘿蔔切成 1/4 圓片狀煮熟，菠菜汆燙後切成 3 公分長備用。
❸將①和黑芝麻粉、日式高湯作基底和②拌勻。

副菜

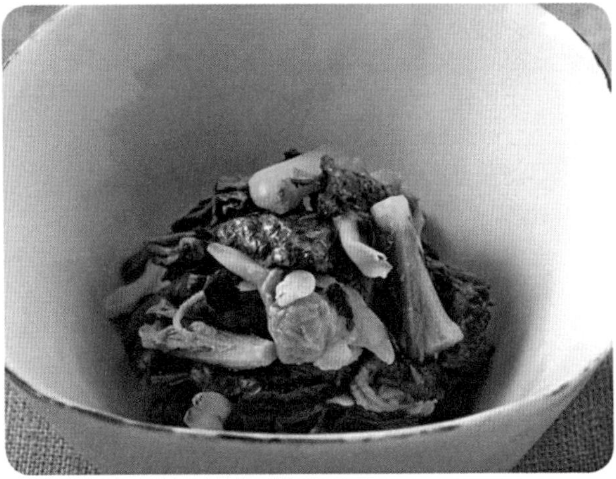

春菊蛤仔
拌海苔

一人份熱量 19 大卡
鹽分 0.5 公克

材料（一人份）
- 春菊…2 棵
- 蛤仔肉…2 大匙
- 乾海苔片…半片

作法
❶將春菊汆燙後切成 3 公分長。
❷將蛤仔也先汆燙好備用。
❸將乾海苔片放入塑膠袋裡捏碎。
❹將①～③拌在一起。

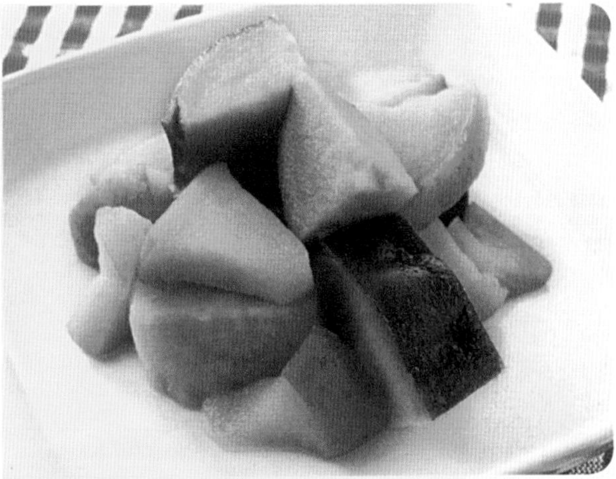

地瓜蘋果
蜂蜜煮

一人份熱量 260 大卡
鹽分 0.0 公克

材料（一人份）
- 地瓜…1/4 條
- 蘋果…半顆
- Ⓐ┌蜂蜜…1 大匙
  └檸檬汁…1 大匙

作法
❶將地瓜切成 1～2 公分的方塊狀後泡水去澀。
❷將蘋果切成 1/4 圓片狀再拌入 A 備用。
❸將①放入鍋內加水至淹過地瓜的高度將其煮軟。
❹將②和 3 大匙的水放入另一鍋裡小火煮 6～7 分鐘熄火，再將滴乾湯汁的③拌入。

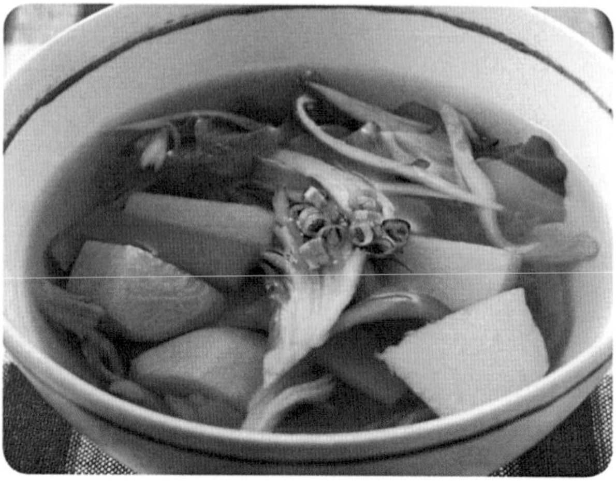

鮮菇芋頭能平湯

一人份熱量 36 大卡
鹽分 0.3 公克

材料（一人份）
- 芋頭…1 個
- 蒟蒻…1/8 盒
- 舞菇…1/4 盒
- 紅蘿蔔…1 公分
- 日式高湯…1.5 杯
- 蔥末…適量

作法
❶將芋頭去皮切成 7～8 毫米厚的半月形、蒟蒻切大塊，分別汆燙好備用。
❷將舞菇撕開，紅蘿蔔切成細長薄片。
❸將①、②放入鍋中加日式高湯煮至芋頭變軟。
❹將③盛入器皿裡再灑點蔥末點綴。

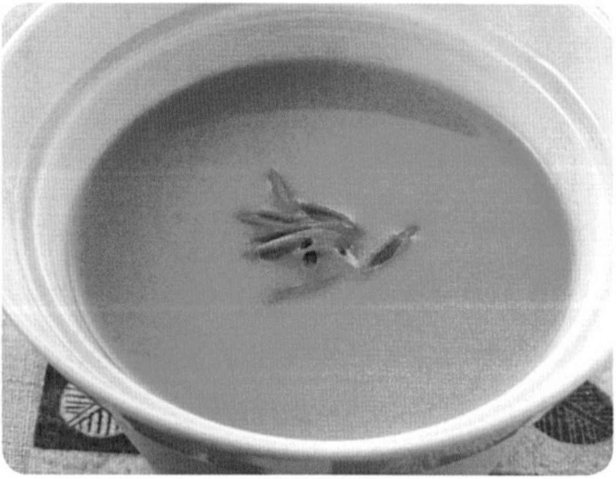

南瓜濃湯

一人份熱量 177 大卡
鹽分 0.1 公克

材料（一人份）
- 南瓜…100 公克（去皮）
- 洋蔥…1/8 顆
- 菜籽油…1/2 小匙
- 牛奶…100 毫升
- 蔥…適量

作法
❶將南瓜切成一口的大小、洋蔥切薄片。
❷將菜籽油入鍋熱油，再依序將洋蔥、南瓜炒過後加 1.5 杯的水煮至軟。
❸將②倒入果汁機打完後倒回鍋裡加入牛奶加熱。
❹將③盛入器皿裡再灑上斜薄切的蔥點綴。

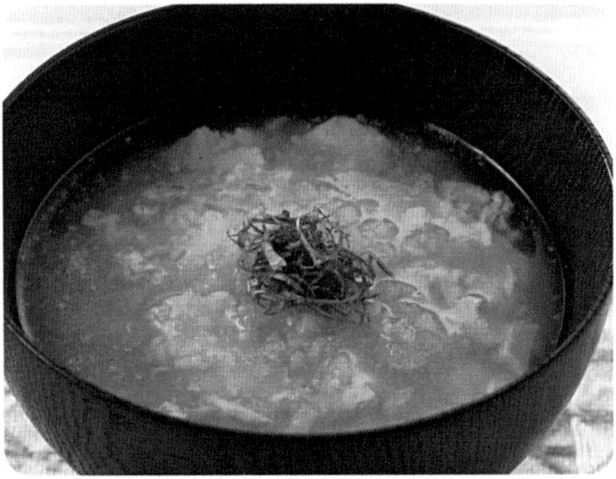

白蘿蔔泥湯

一人份熱量 76 大卡
鹽分 0.3 公克

材料（一人份）
- 白蘿蔔…40 公克
- 日式高湯…200 毫升
- 木棉豆腐…1/4 塊
- 日本大蔥末…1 大匙
- 青紫蘇葉絲…1/2 葉份

作法
❶將白蘿蔔磨成泥備用。
❷鍋裡倒入日式高湯，將豆腐弄碎放入加熱。
❸將①放入②煮一下，起鍋前灑上日本大蔥末。
❹將③盛入器皿裡再灑青紫蘇葉絲點綴。

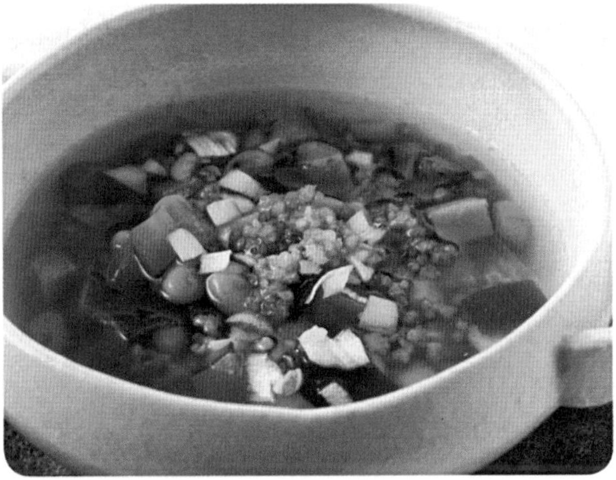

糙米什錦湯

一人份熱量 167 大卡
鹽分 0.0 公克

材料（一人份）
- 早煮昆布…3 公分
- 乾香菇…半朵
- 紅蘿蔔…15 公克
- 牛蒡…15 公克
- 乾黃豆…2 大匙
- 糙米…1.5 大匙
- 日本大蔥…2 公分（切粗丁）

作法
❶將剪成 1 公分方塊狀的早煮昆布、乾香菇放入鍋裡加 1 杯水泡軟備用。
❷將紅蘿蔔和牛蒡切成 1 公分方塊狀，泡好的香菇切末。
❸將黃豆放入平底鍋乾炒至皮裂開，再加糙米續炒至其中 2～3 粒表面裂開即可。
❹將②和③放入①裡煮沸後小火續煮 10 分鐘熄火。
❺將④盛入器皿裡再灑上日本大蔥。

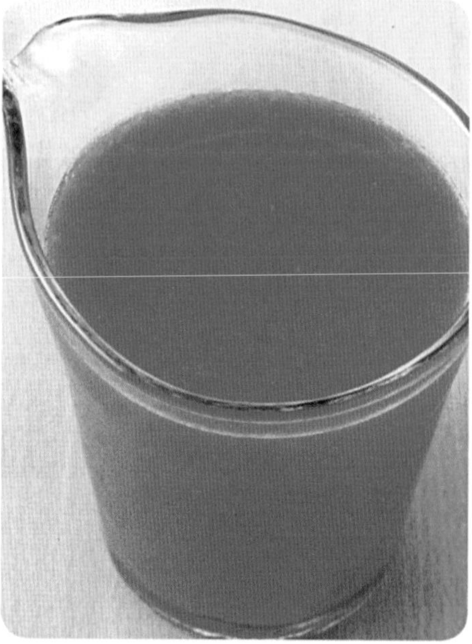

紅甜椒番茄汁

一人份熱量 269 大卡
鹽分 0.1 公克

材料（一人份）
- 紅甜椒…半個（75 公克）
- 紅蘿蔔…半根（100 公克）
- 葡萄柚…1 顆
- 蕃茄…2 顆（340 公克）
- 檸檬…1 顆

作法
❶將紅甜椒去子去蒂，紅蘿蔔不用去皮，葡萄柚去皮，分別切成長條狀，番茄切成 6 等分的瓣狀，檸檬去皮切成 8 等分。
❷將①放入果汁機打成汁。
※怕酸的人，果汁裡可以加蜂蜜增添美味。

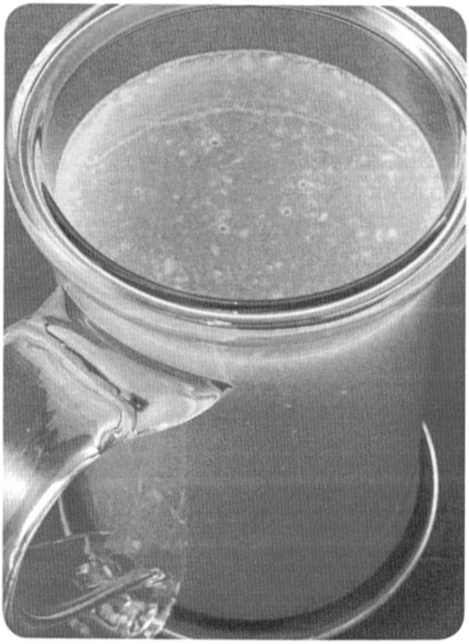

柚子芹菜汁

一人份熱量 331 大卡
鹽分 0.1 公克

材料（一人份）
- 日本柚子果肉…2 顆份
- 日本柚子皮…半顆份
- 橘子…5 顆
- 芹菜…半根
- 檸檬…1 顆
- 高麗菜心…120 公克

作法
❶將柚子果肉切 4 等分去子，柚子皮切細備用。橘子去皮分成 2 半，芹菜不去皮、切長條狀，檸檬去皮切 8 等分備用。
❷將①和高麗菜心放入果汁機打成汁。

蔬果汁

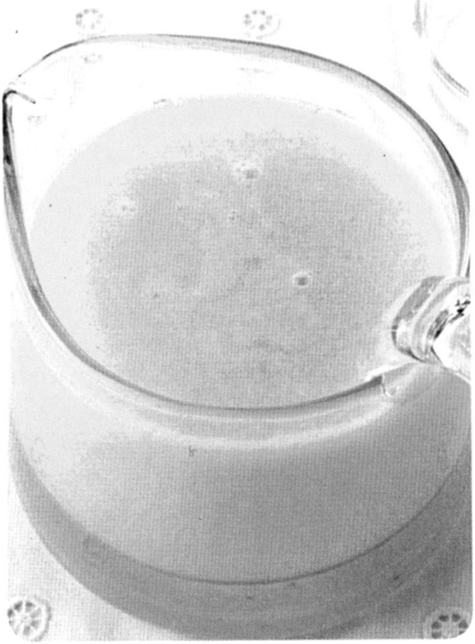

黃甜椒梨子汁

一人份熱量 362 大卡
鹽分 0.0 公克

材料（一人份）
- 黃甜椒…半顆
- 高麗菜…1 葉（65 公克）
- 梨子…2 顆
- 檸檬…1 顆

作法
❶將黃甜椒去子去蒂切長條狀，高麗菜葉切半，梨子去心切長條狀，檸檬去皮切長條狀。
❷將①放入果汁機打成汁（高麗菜葉太大的話可捲起放入）。

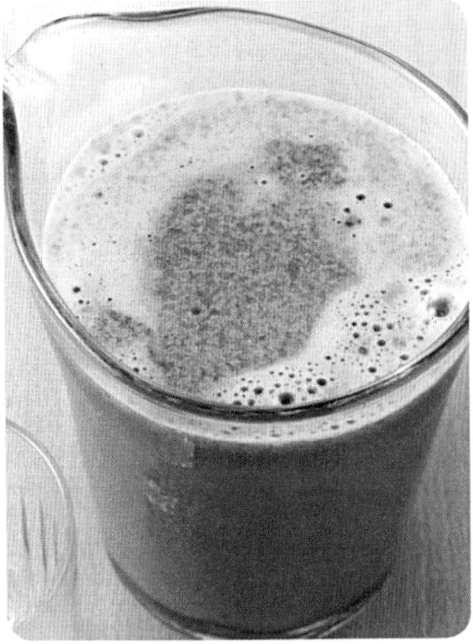

小松菜蘋果汁

一人份熱量 373 大卡
鹽分 0.0 公克

材料（一人份）
- 小松菜…2 棵（100 公克）
- 芹菜葉…1 根份（20 公克）
- 蘋果…2 顆
- 檸檬…1 顆
- 蜂蜜…1 大匙

作法
❶將小松菜切約 10 公分長，芹菜葉切 10 公分長，蘋果去心切長條狀，檸檬去皮縱切 8 等分。
❷將①放入果汁機打成汁。
❸②裡加入蜂蜜拌勻。

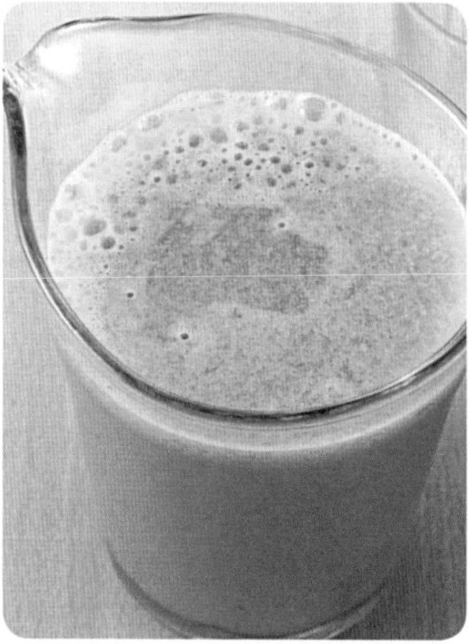

小黃瓜紫蘇汁

一人份熱量 444 大卡
鹽分 0.0 公克

材料（一人份）
- 小黃瓜…1 根
- 青椒…1 個
- 蘋果…2 顆
- 檸檬…1 顆
- 紫蘇…5 葉
- 蜂蜜…2 大匙

作法
❶將小黃瓜切長條狀，青椒去子去蒂、蘋果去心各切成長條狀。
❷將①和紫蘇放入果汁機打成汁。
❸②裡加入蜂蜜拌勻。

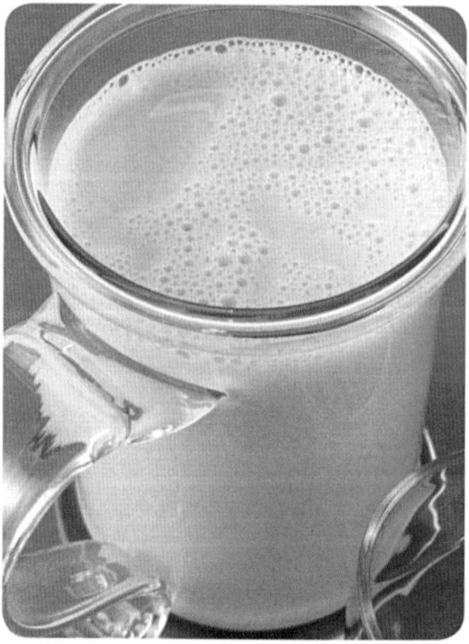

大白菜豆漿汁

一人份熱量 250 大卡
鹽分 0.0 公克

材料（一人份）
- 大白菜…1 葉（80 公克）
- 白蘿蔔…100 公克
- 梨子…1 顆
- 豆漿…200 毫升

作法
❶將大白菜、白蘿蔔切成長條狀，梨子去心切成長條狀。
❷將①放入果汁機打成汁再加豆漿攪拌。

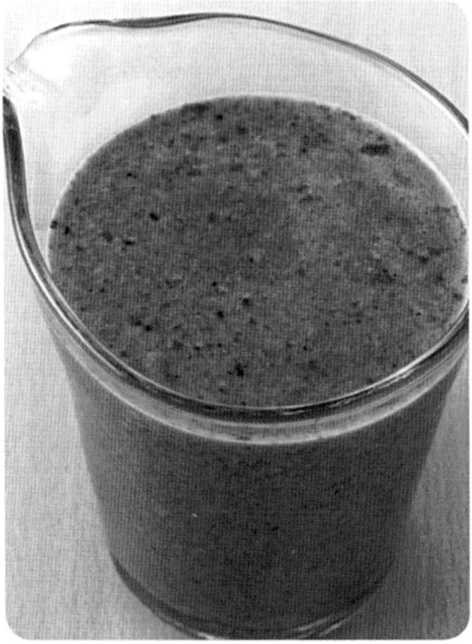

紫高麗菜藍莓汁

一人份熱量 470 大卡
鹽分 0.1 公克

材料（一人份）
- 紫高麗菜…2 葉（135 公克）
- 葡萄柚…1.5 顆
- 藍莓…100 公克
- 優格…半杯
- 蜂蜜…2 大匙

作法
1. 將紫高麗菜葉切半，葡萄柚去皮切長條狀。
2. 將①和藍莓放入果汁機打成汁（將紫高麗菜葉捲起放入）。
3. 將優格、蜂蜜加入②裡拌勻。

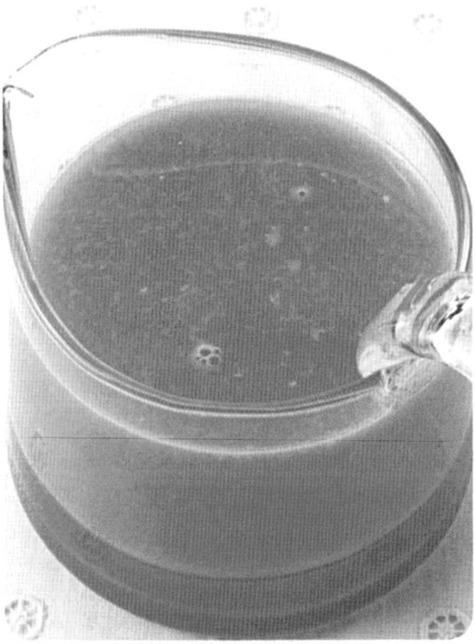

紅蘿蔔柳橙汁

一人份熱量 247 大卡
鹽分 0.2 公克

材料（一人份）
- 紅蘿蔔…1 根（200 公克）
- 柳橙…2 顆
- 檸檬…1 顆
- 高麗菜…2 葉（130 公克）

作法
1. 紅蘿蔔不用去皮、柳橙和檸檬去皮各切成長條狀，高麗菜切半。
2. 將①放入果汁機打成汁（將高麗菜葉捲起放入）。

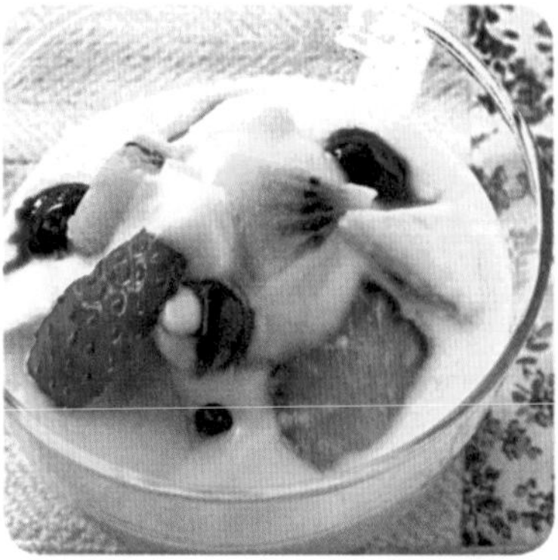

什錦水果優格

一人份熱量 90 大卡
鹽分 0.1 公克

材料（一人份）
- 奇異果…1/4 顆
- 草莓…2 顆
- 優格…半杯
- 藍莓…5 粒

作法
❶將奇異果切成 1/4 圓片狀，草莓切塊。
❷將優格、①和藍莓混在一起。

優格起司蛋糕

一人份熱量 405 大卡
鹽分 0.2 公克

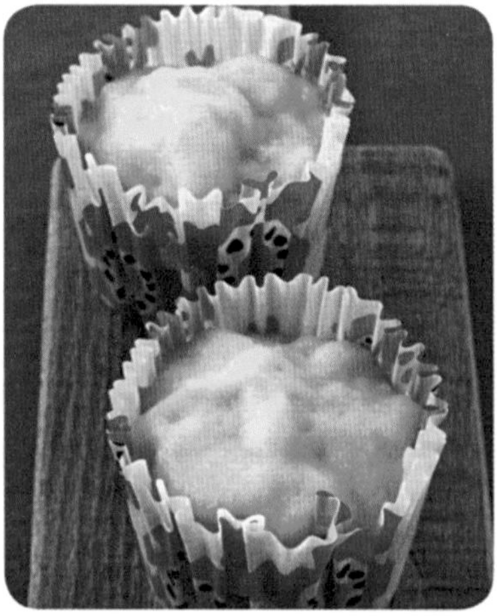

材料（一人份）
- 優格…半杯
- 蛋白…半顆
- 蜂蜜…1 大匙
- 蛋黃…半顆
- 菜籽油…1 大匙
- 麵粉…50 公克

作法
❶將紙巾鋪在濾網上倒入優格瀝乾水分 1 小時備用。
❷把蛋白放入料理缽裡打泡。
❸將①、蜂蜜、蛋黃、菜籽油放入另一料理鍋裡攪拌均勻後再放麵粉續攪拌。
❹將②加入③裡直接攪拌好後放入紙杯模裡大火蒸 10 至 12 分鐘。

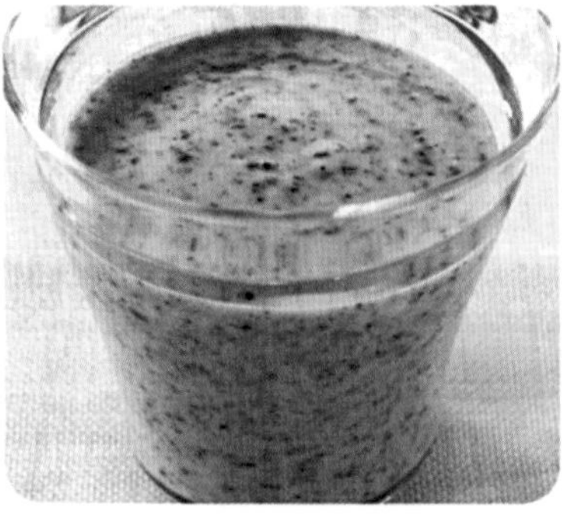

芝麻優格

一人份熱量 228 大卡
鹽分 0.1 公克

材料（一人份）
- 黑芝麻粉…2 大匙
- 蜂蜜…1 大匙
- 優格…半杯

作法
❶將材料全部混和攪拌均勻。

晚期ガンから生還した15人の食事

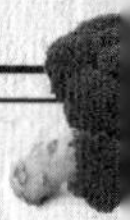

奇蹟抗癌飲食法

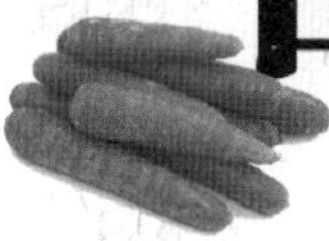

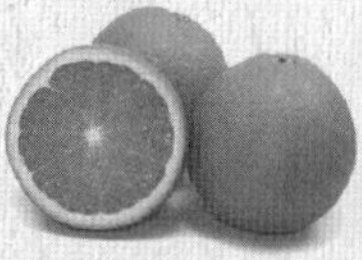

八原則抑制癌細胞、增強免疫力，
連晚期癌也能順利康復！

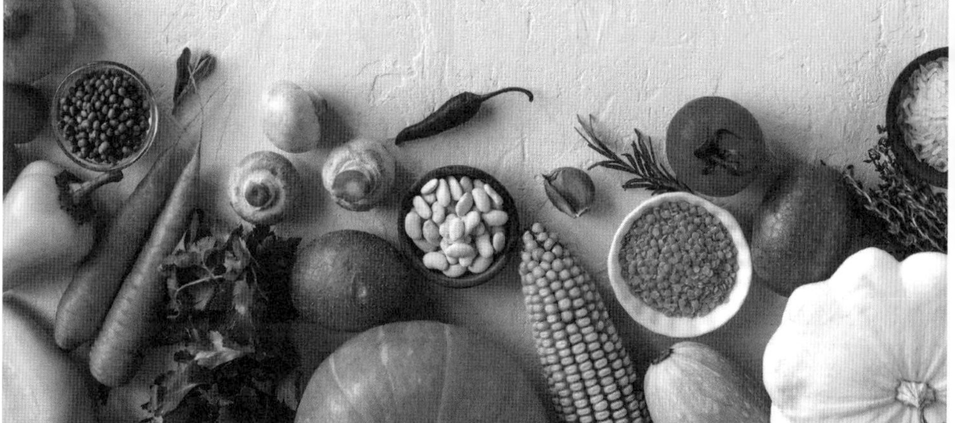

濟陽高穗——著　　陳政芬——譯

※本書原名《日本癌末權威醫師的奇蹟康復飲食療法：15 個奇蹟的見證》，現更名為《奇蹟抗癌飲食法：八原則抑制癌細胞、增強免疫力，連晚期癌也能順利康復》

前言

從我致力研究癌症的飲食療法以來，為了讓更多人瞭解有效性及可能性，我透過出書、DVD、演講、上廣播和電視節目等各種機會，來推廣相關的理念。

身為臨床醫師，我除了替病人看病，還要教導病人飲食注意事項；做為外科醫師，我則要替病人開刀、寫書和四處演講。就在每天如此忙碌的生活當中，目前我面臨到1個轉折點。

由於出了許多書，促使我開始思考手術、放射線治療、化學治療（俗稱化療）所謂癌症的三大療法，最終只是一時性的治療方法，效果僅只有幾年。

這些治療方法雖都有必要性，也確實有效，但單靠這些並不夠。從許多例子中我們可以看到，有些人雖然一開始有效，但最後癌細胞卻成功脫逃而再次復發或轉移。從這一點來看，目前癌症的標準治療方法（即三大療法）可說並不完善。

有什麼方法能彌補這方面的不足呢？那就是飲食療法（營養、代謝療法），我認為癌症治療的重心即在於此，這才是「癌症治療的終極方法」。

這意思也就是說，「把握罹患癌症這個疾病的機會，用飲食來改善自己的體質，以提高身體的免疫力（抑制病原體、癌細胞的能力），以及自然治癒力（人體本有治癒疾病的能力），這才是癌症治療最終極的方法」。

疾病是人體一時出現的失調障礙，如果我們能戰勝疾病，打造真正健康的身體，那便會成為我們一生的財富。我衷心地希望所有的癌症患者都能成功。

癌症的三大療法有所限制，會因病人情況不適合而無法進行手術或放射線治療，有時則會因抗藥性（持續使用藥物下，會有藥效降低的現象）或副作用的問題，不久便無法持續使用化療藥物，於是便產生了所謂的「癌症難民」。我希望能想辦法將這些人全部治好，為了救助這些晚期癌症患者，十五年來我投入心力，將癌症的三大療法及飲食療法作適切的搭配，現在，努力終於有了成果。

在這裡，我先就「晚期癌症」一詞做簡單的說明。

癌症的進展階段可分為零至第四期，其中第四（Ⅳ）期的癌症稱為「晚期癌症」，而更惡化的狀態則稱為「末期癌症」。不過，我看過許多實際的例子，原本被告知「只剩3個月生命的癌症末期」患者，由於採用飲食療法，最後痊癒了。所以我想，不應將那些還沒做過飲食療法的患者，用「末期癌症」來稱呼，因為，我親身經歷幾十個因同時採用「百日飲食療法」而顯著康復的病例。因此，原則上我不使用「癌症末期」一詞，而將第四期的癌症都稱為「癌症晚期」。

從我開始摸索至今，所累積的飲食療法病例數量，已超過三百五十例。雖然這和新藥的臨床試驗比起來，數目並不算多，不過這麼多的案例經驗，我想一定具有價值。

本書《奇蹟抗癌飲食法：八原則抑制癌細胞、增強免疫力，連晚期癌也能順利康復》的不同之處，在於將飲食療法納入癌症治療行程的病例，以這些病患們的親身經歷為主體，是首次以病例為主所撰寫成的。因此過去我雖然出了許多書，但這本卻不一樣。

醫學界常說，「個案報告」並不科學，不能作為判定效果的依據，不過，若有兩例報告便能成為「病例群組」，三例就能成為「法則」，若有五例都確實無誤，就能成為「定論」。

飲食療法一直難以得到癌症醫療的主流接受，為展現其可能性，我收集了許多個案報告，對於整理出來的這些病患治療歷程個案報告，我深感驚訝與感佩。

或許有人會認為，將有利其立場的個案報告，在所謂的「癌症產業」中加以利用，但病患真誠吐露的親身經歷報告，自有其難以取代的重要性。書中每個案例雖屬個人經歷，但其中所展現癌症醫療上普遍的現實情況，卻讓人大為震撼。各位讀者若能從本書感受到震撼力，便是我最大的榮幸。

濟陽高穗

目錄

前言 「濟陽式癌症飲食療法 實踐食譜」……003

第1章 奇蹟康復的病例，接二連三傳來

毫無希望的病例竟發生了驚人效果……012
胰臟癌和50幾顆的多發性肝轉移消失，主治醫師大感驚奇……013
從直腸轉移至肝臟的10顆腫瘤，半年後只剩2顆……018
最新放射線治療後卻仍復發的攝護腺癌，竟然治好了……020
醫師說只能做肝臟移植，我的多發性肝癌卻消失，肝硬化幾乎痊癒……023
多次復發的卵巢癌消失，大腸轉移後的人工肛門也拿掉……027
從乳房轉移肝臟達12公分的腫瘤，僅3個月便完全消失……030
只剩8個月生命，210處肝轉移癌，8個月後癌細胞卻只剩下殘骸……033
即使是復發、轉移的晚期癌症，有效治療率亦達60％以上！……036

第2章 八位癌症晚期重生者的奇蹟手記

醫生表示無法手術的胰臟癌，半年後腫瘤標記恢復正常值，
1年後影像診斷癌細胞消失……040
從肺部轉移至腰椎和淋巴結，數不清的腫瘤，8個月內全部消失……053
無法手術、化療無效、12公分的肺癌，11個月後縮小為四分之一……063
4公分大、第4期食道癌，3個月後竟消失，電腦斷層掃描、
內視鏡檢查皆顯示「無異常」……075
出現在兒子胸部、柚子般大的惡性淋巴瘤，
10個月後只剩腫瘤殘骸，醫師保證「沒問題」……087
多次復發，最後將長滿惡性纖維組織細胞瘤而死，
1年半後卻消失殆盡……100
【主治醫師的患者病情報告與看法】
小田原市立醫院外科主任　龜高尚……109
從大腸轉移至肺，腫瘤多次復發，7個月後完全消失，
不再需要手術及化療……119

不再擔心化療的副作用，從胃轉移至淋巴結的
癌細胞僅3個月便消失了……132

第3章 癌症的成因與「濟陽式癌症飲食療法」

「四個成因與八項原則」掌握癌症的飲食療法……146
瞭解四個原因，以提高實行動機……150
成因①鹽分攝取過量……150
成因②檸檬酸循環障礙……154
成因③體內活性氧增加……156
成因④動物性蛋白質、脂肪攝取過量……158
瞭解八項原則以便確實實行……161
原則①接近無鹽的鹽分限制……162
原則②動物性蛋白質和脂肪的限制……163
原則③新鮮蔬菜和水果的大量攝取……164
原則④胚芽成分、豆類和薯類的攝取……166
原則⑤優格、海藻和菇類的攝取……167
原則⑥蜂蜜、檸檬和啤酒酵母的攝取……169

原則⑦活用橄欖油、麻油和菜籽油……169
原則⑧飲用天然水……170
後記
～為了讓「真正有效的治療法」成為癌症醫療的中心……172

第1章

奇蹟康復的病例，接二連三傳來

毫無希望的病例竟發生了驚人效果

目前在日本，每2人中就有一人會罹患癌症，每3人中會有一人死於癌症。根據日本厚生勞動省的人口動態統計，二〇一〇年日本死於癌症（惡性腫瘤）的人數達35萬三四九九人。

這個數字比一九九〇年增加了60％，比一九七五年增加了一六〇％，死於癌症的人數持續攀升。與自一九九〇年代中期起，癌症死亡人數便轉為下降的美國相比，形成明顯的對照。

有人認為「癌症死亡人數之所以增加，是因為人類壽命延長的緣故」，不過問題是實際死於癌症人數的數字增加了。癌症與壽命是兩回事，綜合各方面來說，如果醫療充足，癌症死亡人數的實際數字應該會降低。

然而，日本雖然在癌症醫療上投入了大量的資金，但癌症不但沒有減少，反而持續增加，因此，是到了該認真面對這項事實的時候。

在癌症的治療上，手術、放射線治療、化療三大療法已成為主流，這些方法確實對癌症有效，不過，如同在前言裡曾提過到，三大療法雖然有其功效，但要將癌症根治卻很困難，癌症死亡人數持續增加，便說明了這個事實。

如何才能讓三大療法的效果具有意義，能將癌症「根治」呢？在這個關鍵處，能發揮極大力量的便是癌症飲食療法（營養、代謝療法）。

15年前我開始研究癌症的飲食療法，建立了「濟陽式癌症飲食療法」。藉由將飲食療法納入適當的癌症三大主流療法，許多人因此康復了，這是過去所難以想像的「奇蹟」！或許有人會認為醫師使用「奇蹟」這種字並不恰當，但這的確是千真萬確的事。

現在，令人難以置信的康復病例仍持續在出現。首先，我來介紹至今所碰過的病例中，最讓人印象深刻的七個案例。

胰臟癌和50幾顆的多發性肝轉移消失，主治醫師大感驚奇

S．Y女士，75歲

二〇一〇年11月，S．Y女士上腹部和背部突然感到劇痛，於是立刻至家裡附

近的醫院就診，經影像檢查診斷為疑似胰臟癌，後來住進中國地區的公立醫院做詳細檢查，結果發現胰臟左側的胰尾部，有1個約三公分大的腫瘤，同時肝臟也有數十處的多發性轉移。

由於有多處轉移，因此沒有進行根除性手術（將可見的病灶完全切除的手術），而是用胰臟癌的化療藥物「健澤」來做化療。

「當時真是太令人震驚了，聽說胰臟癌本來就是癌症裡面最難治的，而且我身上還發現多處轉移，主治醫師跟我說，『試過化療的方式，不過很遺憾，沒什麼用』讓我更受打擊。」（S．Y女士）

在同年12月的檢查中，她的一項腫瘤標記（罹患癌症後，血液中會增加的物質，可作為癌症診斷指標）CA19.9的檢查值，竟高達五〇二八U／ml（基準值為小於37U／ml）。

「那時，在吃驚之餘，我的腦袋一片空白，兩個兒子為我四處尋找相關的資訊，找到濟陽醫師飲食療法的書，於是我就像溺水的人看到稻草會拼命抓住，請主治醫師開了轉診單，然後前往濟陽醫師的診所。」（S．Y女士）

經PET（正子放射斷層掃描）檢查，確認S．Y女士約有50處的肝轉移，影像中的腹部看起來像被塗成一片漆黑（請參考17頁左圖）。雖然我治療過許多難治的癌症，藉由在一般的治療中加入飲食療法而使病患獲得改善，但仍覺得要治癒很困難。我將此情形告訴了S．Y女士，並勉勵她「不要放棄希望，請努力徹底做飲食療法」。

「受到醫師的鼓勵，於是我開始進行徹底的飲食療法。濟陽式癌症飲食療法的重點就是『蔬果汁』，我早中晚每天喝3次，每次五〇〇毫升，製作材料主要是小松菜、高麗菜、紅蘿蔔、蘋果和橘子，有時也會加花椰菜、白蘿蔔等。這些材料的準備和果汁的製作都是我先生幫我做的，我非常感激他。

我的早餐就是蔬果汁、糙米麵包，以及在香蕉配優格或蜂蜜。中餐、晚餐則是一碗糙米飯，吃大量生菜沙拉或燙青菜、煮青菜等，以及少量生魚片、雞胸肉做的菜等。我盡量控制鹽分的攝取，只用少許低鹽醬油（鹽分含量為一般醬油的一半）。」（S．Y女士）

持續這樣的飲食，之後，二〇一一年8月她在公立醫院所做的血液檢查中，CA19.9大幅降至八二〇U／ml。

「主治醫師非常驚訝地說：『情況非常好呢！』本來我的腹部一直很沉重，覺

得很不舒服，不過從夏天開始，身體便輕鬆多了。」（S．Y女士）

此外，S．Y女士在公立醫院所做的化療，剛開始兩個月是使用健澤，之後是用TS1化療藥物，幾乎沒有出現任何副作用，身體狀況良好。我經常可看到這種例子，當患者採用我的癌症飲食療法後，化療副作用就減輕了。

她的CA19.9值，十月是五二一U／ml，十一月是二五六U／ml，很順利地降了下來。同年12月，也就是發現癌症1年左右之後，PET檢查出現的結果連我自己也難以置信。

她的胰臟原發癌（最初發生的癌）消失了，原本約有50顆的肝臟轉移癌也只剩3顆，雖然這只是從影像上所看到的情況，但我一看到立刻不由得叫出聲來。

「剛開始我真不敢相信，醫師和陪我去診所的家人都為我感到高興，對這驚人的改善，連我治療醫院的主治醫師也非常驚訝。」（S．Y女士）

雖然我手中有8件胰臟癌病例獲得改善的經驗，但轉變如此驚人的病例卻是第1個。即使是難治的胰臟癌，藉由搭配徹底的飲食療法，就出現如此的改善，可說是1個相當寶貴的病例。

不過，S．Y女士的轉移病灶還沒有完全消失，雖然她的腫瘤標記值大幅下降，但還是超過基準值很多，所以還不能大意。我請她依舊持續飲食療法，並與主治醫師合作，我也很期待接下來的進展情形。

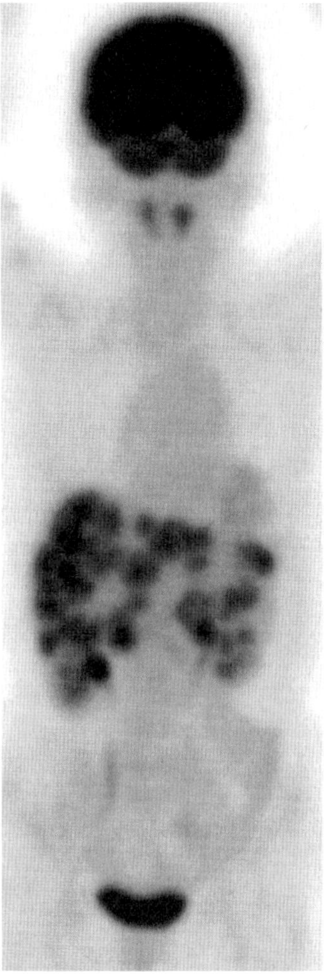

2010 年 12 月S．Y女士的腹部影像。由於有胰臟的原發癌及約 50 處的肝轉移癌，所以看起來一片漆黑。

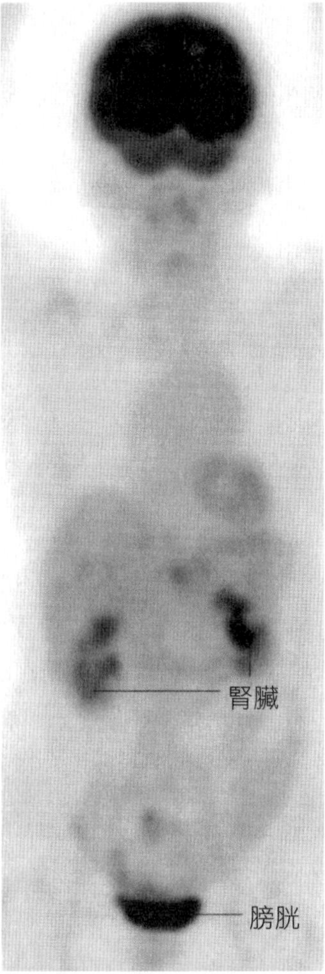

開始飲食療法約 1 年後，2011 年 12 月，原發癌消失了，而肝轉移癌則只剩 3 處。

從直腸轉移至肝臟的10顆腫瘤，半年後只剩2顆

N．R先生，37歲

二〇一一年春，N．R先生檢查出罹患直腸癌，而且發現時肝臟已有多處轉移。直腸的原發病灶（癌症最初發生的部位）為大約四公分，而肝多發性轉移則已超過10處。

N．R先生因直腸沾黏，腸阻塞的危險性很高，所以除了在就診的原癌症專門醫院開始進行化療，同時醫師也建議他做人工肛門手術。

像他這種癌症已有多處轉移的病例，一般不會進行原發病灶的根除性手術，因為根除性手術對身體的負擔極大，極可能更促使癌細胞轉移。所以，像N．R先生的情況，醫師不做根除性手術，而建議他只做使腸道通暢的人工肛門手術。

「得知我得的是癌症，而且還發現已經轉移，醫師又說我需要做人工肛門，一連串的打擊接踵而來，我對人工肛門更是不能接受。就在憂心不已的父母與我四處尋找辦法時，看到了濟陽醫師的書，於是帶著醫院的轉診單和整份病例，就到濟陽

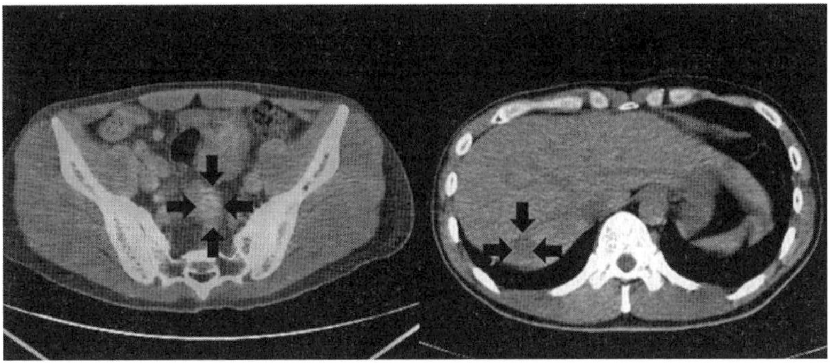

N．R先生的直腸原發病灶（左）及肝轉移病灶（右）

醫師的診所求診。」（N．R先生）

本所除了持續N．R先生在專門醫院所做的化療，還教導徹底的飲食療法。

「由於我過著單身生活，還有工作的關係，生活很不規律，以前都以外食為主，常吃燒肉等肉食、拉麵和炸雞等。不過，自從開始飲食療法，我的飲食習慣出現一百八十度大轉變，改成以蔬菜、大豆製品為主，牛肉、豬肉等四腳步行動物的肉一概不吃。我的主食是糙米或胚芽米，盡量控制鹽分攝取。此外，我用紅蘿蔔、蘋果、檸檬、蕃茄、高麗菜、小松菜等作成蔬果汁，每天早晚各喝1次，每次六〇〇～七〇〇毫升，白天則喝葡萄柚汁六〇〇毫升，另外吃四〇〇公克的優格。」（N．R先生）

開始這種飲食療法後沒多久，他的腫瘤標記CEA值開始快速下降，從47ng／ml降為3.1ng／ml（基準值為5.0 ng／ml以下）。

「經過1個月左右，不但腸道狀況獲得改善，連人工肛門也不需要了，真是太令人高興，終於可以鬆一口氣了。」（N．R先生）

N．R先生從開始飲食療法大約過了半年，原本10處肝轉移病灶只剩2處。他預定將在住家附近的專門醫院做直腸內視鏡檢查（將醫療器材直接放入體內所做的檢查），我想他的原發病灶應該是縮小許多，照這樣下去，他的直腸原發病灶和肝轉移病灶都能治好的可能性非常高。

最新放射線治療後卻仍復發的攝護腺癌，竟然治好了

Y．T先生，73歲

Y．T先生幾年前做癌症檢查，發現攝護腺的腫瘤標記PSA值竟高達13 ng／ml（基準值為4.0 ng／ml以下）。

進一步詳細檢查後，確診為罹患攝護腺癌，於是開始接受放射線治療及荷爾蒙治療。Y．T先生所做的放射線治療，是用非常高能量、能準確瞄準腫瘤病灶的最

新治療法——「重粒子放射治療」。

他一邊進行荷爾蒙治療，同時一邊接受重粒子放射治療，結果PSA值很快便降到〇．〇二ng／ml。可是才鬆一口氣沒多久，不到1年半的時間，PSA值又上升至二．七八ng／ml。

PSA的基準值為低於4.0ng／ml，但在癌症的治療中，若患者的PSA值超過2.0ng／ml，就會懷疑是癌症復發而需要再度進行治療。

「即使再次做放射線治療，我擔心癌症還會復發，就在這時，朋友介紹濟陽醫師，於是我便前往濟陽醫師的診所學習飲食療法，隔天並馬上開始實行，除了『禁酒、禁肉、限制鹽分、多吃蔬果』等這幾項，連糖我也不吃。飲食以蔬菜、大豆製品為主，另外搭配海鮮類、菇類和海藻類，主食則是糙米、白米混合或全麥麵包。每天早餐蔬菜汁和柳橙汁各喝1杯，並吃二〇〇公克的優格灑上日本黃豆粉和楓樹糖漿、蜂蜜。」（Y．T先生）

開始這種飲食療法，不到1個月，他的PSA值便快速降至〇．七四五ng／ml，之後繼續緩慢下降，半年後降至〇．〇三六ng／ml，讓人安心不已。

「之前我一直很擔心檢查值會回升，現在終於可以鬆一口氣了。」（Y．T先

Y・T先生腫瘤標記值的變化

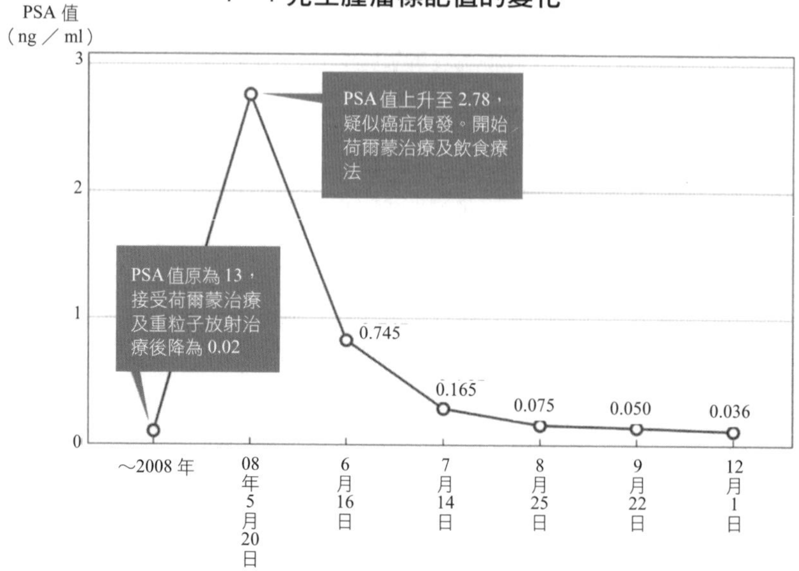

生）

如前所述，Y・T先生所接受的重粒子放射治療，是一種能準確瞄準腫瘤病灶的強力治療法，因此備受矚目。它的確是極優異的治療法，不過所謂的準確瞄準，還是可能遺漏標的以外的癌細胞。而且，即使當時能將癌細胞完全去除，人的代謝（體內物質的循環變化）和免疫（打敗細菌、病毒等病原體的功能）系統如果沒有改善，癌細胞恐怕還是會復發，癌症就是這樣的一種病。

「目前我的PSA值維持在〇・〇三二ng／ml，癌症也沒再復發，每天過著快樂的生活。現在我每個禮拜做三～四天的飲食療法。」（Y・T先生）

即使是再優良的治療方法，如果沒有飲食療法的配合，就會治療不完全，最後常無法發揮真正的效果。我一直希望，不僅是患者，醫療人員也要有這方面的認知。

醫師說只能做肝臟移植，我的多發性肝癌卻消失，肝硬化幾乎痊癒

K．S先生，52歲

三十幾歲便罹患C型肝炎的K．S先生，十多年來定期接受檢查，持續做肝炎的治療。

「五十歲以後，1次定期檢查中，發現肝臟出現四處癌細胞併發肝硬化（肝細胞壞死，整個肝臟變硬的疾病）。就診的大學醫院告訴我說：『只剩肝臟移植的方法』。」（K．S先生）

肝癌不像其他部位的癌症可以做化療，因為體內藥物的代謝是在肝臟進行，藥物的作用越強，對肝臟的負擔越大，會有這兩難的情形。

如果併發肝硬化，肝細胞基本功能日益喪失，再進行化療，更會加重肝臟的負

擔。但雖然醫院這麼說，肝臟移植要做不做，並不是任何人馬上就能決定的。

「就在我不知該怎麼辦時，妻子建議我到濟陽醫師的診所看診，採用飲食療法。」（K．S先生）

K．S先生來到本所後，我首先安排他進行對肝負擔較少，為局部化療一種的動脈栓塞治療術（用化療藥物堵住通往腫瘤動脈的治療法），以及用電波燒灼癌細胞的「射頻燒灼術」。

同時，我教導他徹底的飲食療法，請他當天就開始實施。

「我現在不吃牛、豬等四腳步行動物的肉，而吃大量的蔬菜、烤魚等海鮮類，和少量的雞胸肉，主食是糙米、十六穀米或全麥麵包等。每天早上喝紅蘿蔔、蘋果、檸檬、葡萄柚、芹菜等打成的蔬果汁；中午因為在公司上班，就喝兩罐罐裝蔬果汁。另外，每天吃二〇〇公克自製優格，裡面加有蜂蜜和各種水果。為了控制鹽分，使食物變好吃，我現在很會運用香辛料。」（K．S先生）

K．S先生實行這種飲食療法後，主要的肝功能值GOT（AST）值，在2個月內便從一五一IU降至77IU，1年後更降至50～60IU；GPT（ALT）值在2個月內從一七三IU改善為90IU，1年後降至40～50IU（兩者標準值皆為35IU以下）。

同樣為肝功能值的γＧＴＰ值，2個月後從四二〇IU快速降至一七八IU，1年後降至89 IU（基準值為50 IU以下）。

同時，肝癌的代表性腫瘤標記ＡＦＰ值，1個半月後也從最初的一七九．五ng／ml降至五九．六ng／ml，1年後降至三九．八ng／ml（基準值為20 ng／ml以下）。

在ＰＥＴ檢查方面，從他開始飲食療法半年後，在原有的四顆肝腫瘤中消失了3顆，剩下的一顆也只剩一點點。現在Ｋ．Ｓ先生的肝癌可說已大幅改善，肝硬化幾乎痊癒，但癌症治療及飲食療法仍在持續進行。

「其實，我一開始聽到妻子的提議時，心想：『如果用飲食的方法就能治好癌症，就不需要醫師了。』不過，現在我卻深深相信飲食療法的力量。」（Ｋ．Ｓ先生）

日本目前從C型肝炎轉為肝硬化、肝癌的人日益增加，Ｋ．Ｓ先生也是其中之一。對此，目前的主要治療法，只有肝臟切除手術及肝臟移植。不過，即使是像Ｋ．Ｓ先生的例子，醫生告知「只剩肝臟移植的方法」，只要適當搭配醫療與飲食

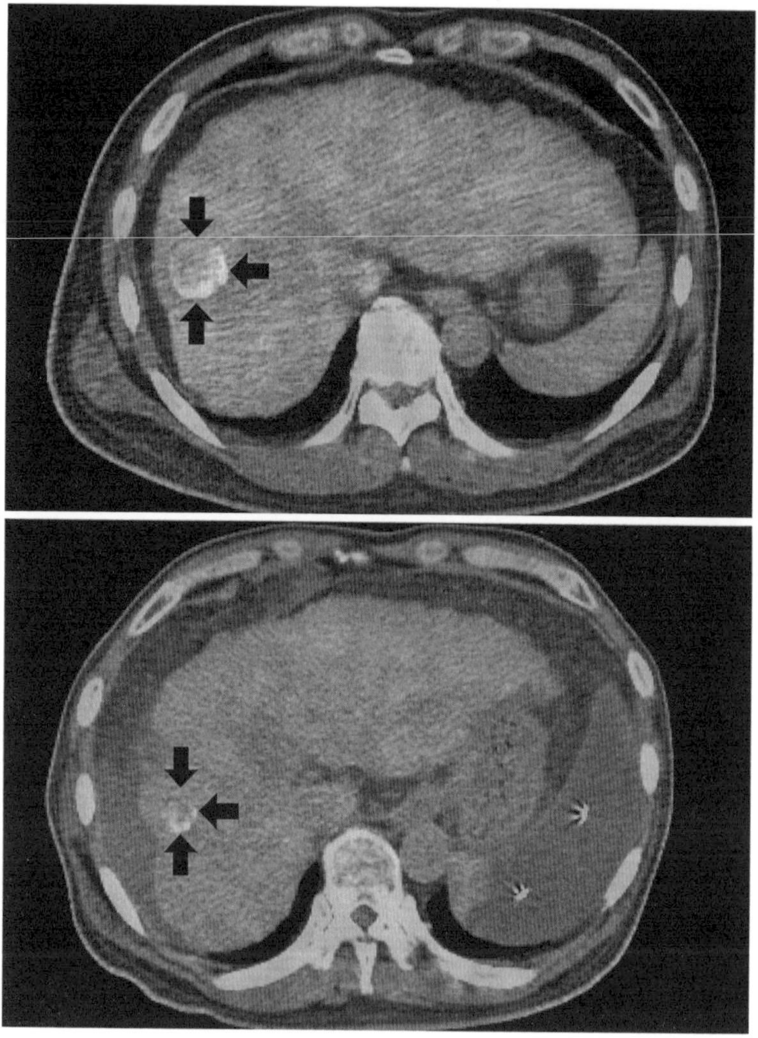

原有四顆肝腫瘤（上），半年後只剩一顆（下）

療法，就有希望能像他一樣恢復健康。

多次復發的卵巢癌消失，大腸轉移後的人工肛門也拿掉

U．Y女士，64歲

一九九四年，因腹部突然劇痛而緊急送醫的U．Y女士，醫師診斷罹患卵巢癌。雖然立即進行了左右卵巢及子宮的切除手術，但病灶擴散的比想像的還嚴重，所以二年後繼續切除了骨盆內的淋巴結和腹網膜（分佈在胃以下、覆蓋大小腸的網狀脂肪組織）。

「10年後，也就是二〇〇四年，由於丈夫工作的關係，我們旅居美國，因為腸阻塞而意外發現從卵巢癌移轉的大腸癌。後來動手術時，發現腹膜（覆蓋腹部內臟器官的一層膜）有癌細胞的復發病灶，於是也一併切除；而且為了改善腸阻塞，做了人工肛門手術。由於事前醫師曾說可以不做人工肛門手術，所以當時要做時感到很震驚，但醫師研判病情認為有需要，實在令人很無奈。」（U．Y女士）

回國後再次檢查，又發現骨盆部位出現4公分大的復發病灶。

「還好碰到那時擔任都立醫院副院長的濟陽醫師，真是不幸中的大幸，於是聽從他的建議，立刻開始飲食療法。我的飲食是以大量當季蔬菜為主的菜餚，還有放了許多海鮮、豆腐、納豆、白蘿蔔絲、根莖類蔬菜的味增湯為主，不吃肉類，主食則是加了糙米或小麥的飯、燕麥粥等。此外，我將魚乾、蝦米、黃豆粉、芝麻等磨成粉狀，再混合吻仔魚乾做成自製的香鬆。早上我會喝加入一顆檸檬汁的礦泉水和蘋果汁各1杯。」（U．Y女士）

U．Y女士的動脈注射化療藥物治療一共進行兩次，同時持續這種飲食療法1年左右，最後她腹部的復發病灶消失了。我想，是飲食療法才使化療縮小的病灶完全消失。

之後，由於癌細胞復發引起的腸阻塞症狀不再出現，於是進行了人工肛門拆除手術。

「身體輕盈起來，總算可以鬆一口氣，現在我還可以健健康康地照顧年事已高的父母。因為有這段生病的經歷，我想自己可能會比父母先走，所以現在我盡量體驗承歡膝下的幸福。」（U．Y女士）

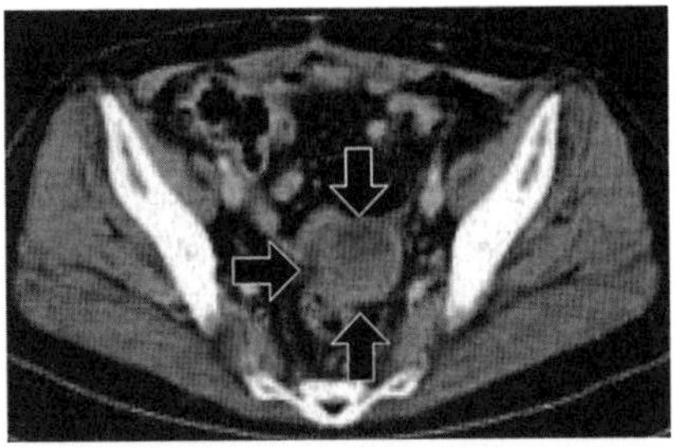

2005 年 1 月的腹腔內 CT 影像。可看到骨盆底有直徑 4 公分大的轉移病灶。

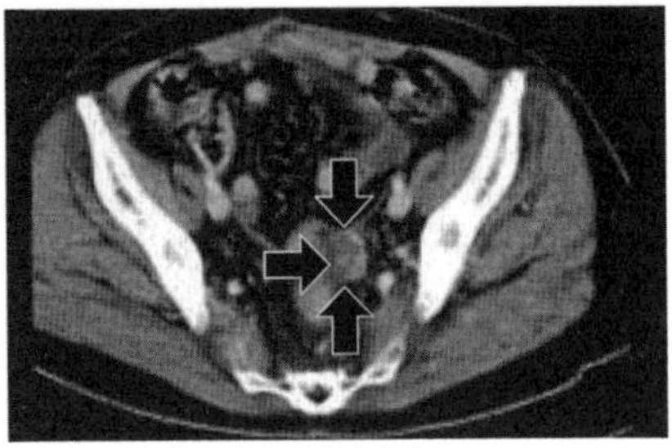

2007 年 2 月同一部位的影像。只剩轉移病灶的痕跡，人工肛門也不需要了。

U・Y 女士的腫瘤標記與淋巴球的變化

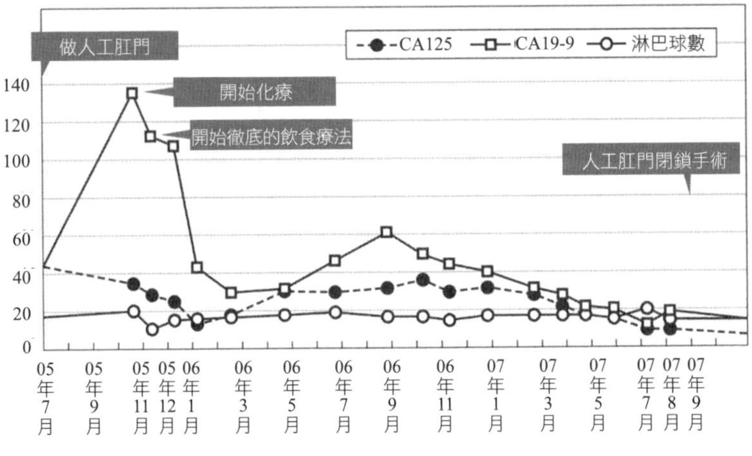

從乳房轉移肝臟達12公分的腫瘤，僅3個月便完全消失

K．F女士，38歲

K．F女士二〇〇六年發現右乳房罹患乳癌，於是接受根除性手術，之後定期檢查結果一切正常，安心之餘便將檢查時間延長，不料3年半後，卻發現肝臟出現12公分大的轉移病灶。

「雖然開始做放射線治療和化療，但癌症再度復發，病灶又如此之大，令我深感不安，於是四處尋找是否有其他辦法，後來從書上得知濟陽醫師，因此便去拜訪他的診所。」（K．F女士）

我除了持續K．F女士的化療，同時還教她要做飲食療法。我拿出當時美國的熱門話題書——《抗癌策略》（*A cancer battle plan*）戰勝乳癌的例子來鼓勵她。

「這本抗癌記描寫的是乳癌復發的作者，藉由每天飲用蔬果汁12～13次，最後戰勝了復發的癌症。聽到這個故事，我的信心大增。雖然我無法1天喝蔬果汁12～13次，但我每天也會喝4～5次蔬果汁，用紅蘿蔔、蘋果、檸檬和高麗菜等作成，

每次四〇〇~五〇〇毫升，同時還實行徹底的飲食療法。我吃許多蔬菜、海藻和菇類，避免吃牛肉和豬肉，少量食用海鮮、低脂肪雞肉。主食則是糙米或胚芽米、全麥麵包等，盡量控制鹽分的攝取。」（K．F女士）

K．F女士持續這樣的飲食療法，結果3個月後，巨大的復發病灶從影像上完全消失。我想，這是化療與飲食療法的搭配良好，才帶來如此大的效果。

「讓人真不敢相信會有這樣的效果，太令人驚訝了，我有使用飲食療法，真是太好了。」（K．F女士）

飲食療法不但可減輕化療（或放射線治療）的副作用，還可提高其效果。提到飲食療法，有人甚至認為可以不需要三大療法，不過，許多癌症，尤其是復發、轉移的癌症，並不是那麼簡單可以對付的，須視病情而定。

將可用、可望有效的方法加以運用，是極為重要的。飲食療法能調整、強化身體的代謝及免疫力，補足一般三大療法的弱點，和現代醫學欠缺的部分。在治療時若能納入飲食療法，可能獲得過去所無法想像的效果。

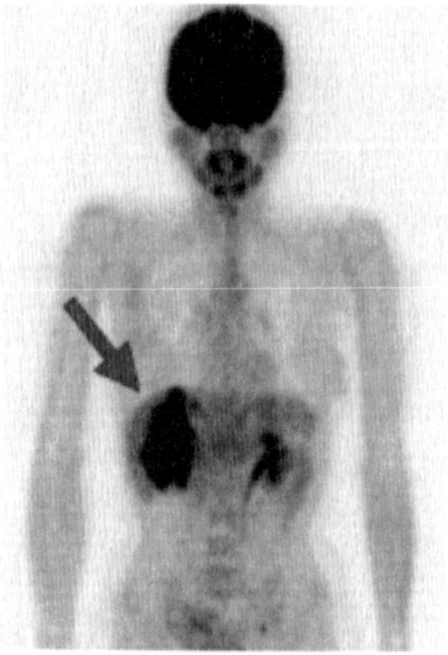

2009 年 12 月，發現肝臟有直徑 12 公分的腫瘤復發病灶。

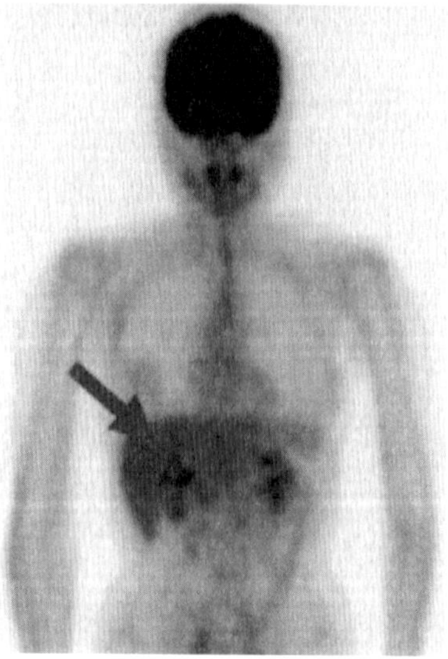

2010 年 2 月，僅 3 個月腫瘤便完全消失。

只剩8個月生命，210處肝轉移癌，8個月後癌細胞卻只剩下殘骸

O．K女士，38歲

二〇一〇年秋，O．K女士突然出現血便，剛開始還一直以為是痔瘡，因此在不安之餘去做了檢查，發現竟罹患了直腸癌，且已有二〇處肝轉移。

「當時，醫師說我只能活8個月，我聽了以後非常震驚，腦袋一片空白。」（O．K女士）

O．K女士這種情形，就如前面N．R先生的案例裡曾說的，一般醫師會考慮到原發病灶的切除手術有增加癌細胞轉移之虞，因此不會進行手術，而施以化療為主要的治療方式。

「由於只用化療，我感到不安，看到濟陽醫師的書，便自己開始飲食療法。我忠實地按照濟陽式癌症飲食的基本療法進行，大量攝取蔬菜、菇類和海藻類，還食用大豆製品、海鮮或少量低脂肪的雞肉，避免吃牛、豬等四腳步行動物的肉。此外，每天喝2～3次用紅蘿蔔、蘋果、檸檬和小松菜等蔬果現做的蔬果汁，1天共

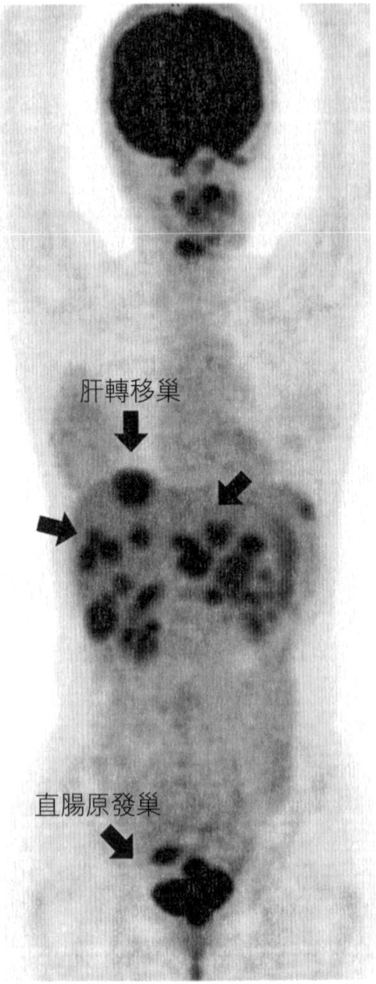

2010 年 10 月O・K女士的肝臟。直腸轉移腫瘤超過 20 處。

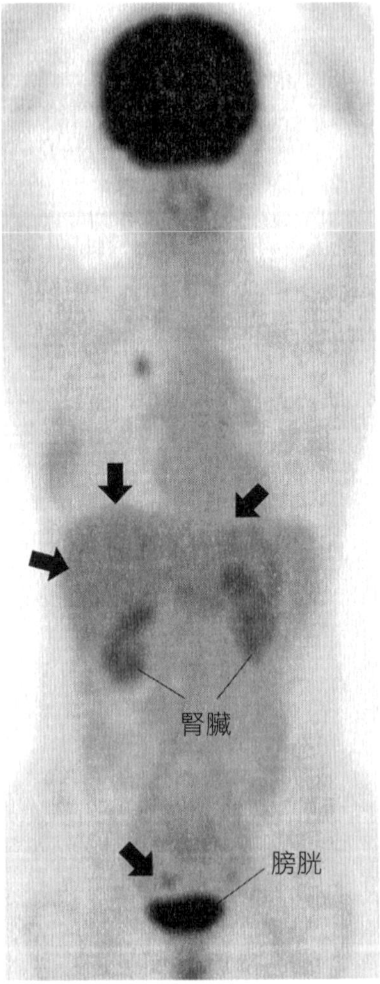

開始飲食療法 10 個月後，也就是 2011 年 8 月，大部分的腫瘤都消失了。

喝1.5公升。還有，每天也食用三〇〇公克的優格，裡面加蜂蜜或水果一起吃。」（O．K女士）

O．K女士除了進行這種飲食療法，同時也接受化療，8個月後，預定的12個療程結束時，她的原發病灶、肝轉移幾乎都消失了，只剩癌細胞殘骸。

「這個結果讓我又驚又喜，主治醫師更是感到萬分驚訝。」（O．K女士）

之後，O．K女士還繼續至本所進行飲食療法和定期檢查，在她最近的PET檢查顯示，癌細胞保持在幾乎消失的狀態。

本章扼要地介紹了各個患者所實行的飲食內容，而關於濟陽式飲食療法的基本內容，請看第3章，有關飲食療法的實際案例，則請參考下一章。

在看過書之後，要進行飲食療法之前，請務必同時接受醫學檢查和治療。原則上，請在熟悉飲食療法的醫師或有經驗的指導者指導下進行，切勿自行進行飲食療法而輕忽了醫療的必要。

即使是復發、轉移的晚期癌症，有效治療率亦達60％以上！

現在來介紹至今為止，我所進行的二五五個飲食指導病例的最新治療成果統計數據，其中癌症種類包括胃癌、大腸癌、肝癌、膽道癌、胰臟癌、攝護腺癌、乳癌、惡性淋巴瘤等多種癌症。

在這些病例中，大部分屬於晚期癌等進行癌，其中半數無法進行根除性手術，還有四成是手術後復發、轉移的癌症，剩下約一成為全身多處發病的多重癌等病例，雖屬早期但難以進行根除性手術。

這些患者在接受專屬的治療、檢查同時，也接受本所的飲食指導。

雖然也有病患同時在本所進行消化道癌——這是我的專業——專門治療和飲食療法，不過大部分的病人還是在其他醫院接受專科醫師診治，只有飲食指導這個部分由我進行。由於現在熟悉飲食療法的醫師還是少數，所以只能如此安排。

圖表中的統計，是以我的門診患者為對象，而且至少進行濟陽式癌症飲食療法

濟陽式癌症飲食療法的治療成果

器官別病例數		完全治癒	有改善	不變	惡化	死亡
胃癌	39	3	20		2	14
大腸癌	72	7	37	1	5	22
肝癌	11	3	5		1	2
胰臟癌	17	2	6		2	7
膽道癌	10	1	3		1	5
食道癌	7	2	1			4
攝護腺癌	23	7	9	3	2	2
乳癌	33	6	16	1	1	9
惡性淋巴瘤	13	2	9			2
其他	30	3	13	2	3	9
總計	255	36	119	7	17	76

（2011）平均觀察期間：3年10個月（2011）平均觀察期間：3年10個月

（完全治療36例＋有改善119例）/255例＝有效治療率60.8％

超過3個月，平均的觀察期為3年十個月。

根據現有的統計結果，其中完全治癒的有36例，獲得改善的有一一九例，不變的有7例，惡化的有17例，死亡的有76例，有效治療率為六〇．八％。

尤其飲食療法效果容易顯現的乳癌、攝護腺癌、惡性淋巴瘤等癌症，有效治療率更高，超過70％。

該怎麼看這些數字呢？可能會因個人的想法或立場而有不同解讀，不過其中大部分的患者如果只靠三大療法，別說要治好，就連改善都沒有希望，因此這樣的數字我認為是值得重視的。

當然，我並不會就此滿足，為了幫助更多的患者，我會持續研究下去。另外還有無法完全符合統計條件的案例，如果也計算在內，病例數將高達三五〇例，而前來問診飲食療法的患者，總數已達一千多例。在日本，飲食療法雖還未能進入醫學主流，但患者們對飲食療法的關注卻逐年升高，這方面諮詢的件數也日益增加。

大部分的醫師一開始都以異樣的眼光看待飲食療法，不過最近終於有二、三成的醫師表示認同。從癌症專門醫院或大學醫院轉介、委託的案例也越來越多，讓人感到時代確實有所改變。

在下一章中，將由一般治療與飲食療法並進，而重獲新生的晚期癌、進行癌患者，述說親身的「奇蹟故事」。

第2章

八位癌症晚期重生者的奇蹟手記

醫生表示無法手術的胰臟癌，半年後腫瘤標記恢復正常值，1年後影像診斷癌細胞消失

木曾良枝（化名）主婦，73歲

腫瘤無法切除，放射線也照不到

幾年前，我得了糖尿病，必須定期到醫院看診。二〇〇八年我罹患了氣喘，所以還要看胸腔科。由於當時我的氣喘曾發作過兩次，因此需要定期做X光檢查。

就在罹患氣喘1年後，有一天胸腔科醫師告訴我，「你的肺部有3處淋巴結腫大，肺部也有陰影，」又說「這些發生太突然，我想不是肺癌，但還是請到大醫院做進一步檢查。」於是我便前往醫師轉介的大醫院。

雖然到大醫院檢查，但依舊查不出原因，就這麼定期在大醫院做X光檢查了1年，最後醫師說，「你的淋巴結雖然腫大，但看起來不像是惡性的。」於是我又回到原來的主治醫師那邊看病。

接下來則是我的胃開始不對勁了。我的胃附近不太舒服，總覺得胃會抽筋，好像有什麼東西卡在裡面似的。其實這1年來，我的體重急速下降，也令我很擔心。

本來我以為這是因為正在進行糖尿病飲食療法的關係，可是體重減輕的狀況卻一直不見改善。原本我是一五四公分高，62公斤，不到1年體重掉到只剩47公斤。

於是，我換到住家附近的消化內科診所看病。在診所做了胃部X光、內視鏡及血液檢查，結果第二天一大早醫師打來電話，「你血液檢查的數值，有個項目異常地高，我介紹大醫院給你，請馬上去檢查。」

於是我又前往不久前常去的那家大醫院檢查，經再次檢查，結果發現1個小於2公分，實際是17mm×19mm的腫瘤。腫瘤的位置既不在肺部也不在胃部，而是我想都沒想過的胰臟。

經PET（正子放射斷層攝影）等各種檢查，將全身詳加檢查一遍，得知除了胰臟以外，其他部位並無腫瘤。雖然我想過要動手術把這胰臟腫瘤拿掉，但是胰臟位於身體深處，手術的困難度比其他器官的手術要高，而且我腫瘤的位置是在胰臟上方較難拿除的地方，動手術並非那麼容易。

雖然如此，醫師還是想辦法要為我動手術。然而就在這時，腫瘤突然變大。雖然我不知道腫瘤究竟變大多少，但據醫師表示，腫瘤已大到會壓迫連接肝臟和腸道的肝門靜脈，才1個月內就發生這麼大的變化。

在開始發現腫瘤時，醫師無法確定是否為惡性腫瘤，也就是癌症，但醫師認為「腫瘤增大過快，可能是癌症。」為什麼說「可能」呢？因為胰臟並無法像其他器官可以做組織切片檢查（採集可疑部位的組織，以便詳細檢查）。

如果要做組織切片，只能從外部用針刺入後採集組織，但這麼做腫瘤便有可能擴散，因此我並沒有做組織切片檢查，不過從腫瘤快速變大的情形看來，醫師便判斷可能是癌症。

至此，我總算知道自己是什麼病。由於腫瘤位置與肝門靜脈連接，已無法開刀，而且因為腫瘤位於身體深處，放射線難以照到，所以可做的治療方式只剩化療。

即使我對癌症並不清楚，也知道「治療胰臟癌很困難」，而且腫瘤快速變大，加上醫師宣告「無法開刀拿掉」、「無法用放射線治療」，也讓我十分震驚，不過那時我卻表現得相當冷靜，現在回想起來仍覺得不可思議。

回想當時的心情，我的感覺是「啊，原來是這樣啊。」會有這種感覺，與其說是因為我還沒有真實的體會，倒不如說是因為我認為自己年齡也已超過70，這輩子已經活得很足夠。而之所以會有這種想法而能保持冷靜，或許和我抱持的信仰有關。

不過儘管如此，我還是認真地接受醫師所提的治療方法，能做的就去做，抱著「努力去做，若最後真的不行那也沒辦法」這個心態。之前，不知道自己到底是什麼病，也不知道生病的原因是什麼，跑醫院跑了1年多，現在終於豁然明白，反而讓人心裡覺得踏實多了。

雖說我在醫院能做的治療只有化療，不過胰臟癌的化療藥物種類並不多，所以我是同時使用一般認為對胰臟癌效果不錯的「健澤」（Gemzar）和「TS1」兩種化療藥物。健澤是注射藥，而TS1則是口服藥。

而就在我開始進行化療時，又碰到一件令人頭痛的事——我出現對藥物的過敏反應，除了會讓人皮膚很癢的溼疹，還有口腔炎，都讓我很苦惱，實在無法再持續治療下去，於是我請求醫師把藥量減半，但我還是過敏，最後只好把藥量減到一般用量的三分之一。

話雖如此，我並不是都按時服用三分之一的藥量，因為雖然降低了藥量，過敏的情況不再出現，但一般的副作用還是存在。我並沒有一般常說的掉髮情形，但會感到疲倦、嘔吐，身體越來越虛弱。

我持續注意自己身上出現的副作用，和檢查結果互相比較之後，我發現當白血球數量變少時，如果做化療，就會發生嚴重的副作用。那時若勉強做化療，便會拉長體力衰弱的時間，這樣一來，下一次的化療便可能無法進行。

由於我注意到這個情況，所以當白血球低於三〇〇〇時（白血球在1立方毫米血液中的個數），尤其低於二二〇〇～二三〇〇時，我就會請求主治醫師先不要做化療，這個數字是我從自己的經驗中推斷出來的。

主治醫師人很直爽，令人信賴，是一位非常好的醫師，他會尊重我的意見說，「我知道了，那就暫時不要做化療吧。」如果檢查數值難以判斷，醫師會問我，「今天該怎麼辦呢？」我會說「那今天請幫我做吧。」我會視檢查值和自己身體的狀況，決定是否要做化療。

因此，有時我1個月只做一次化療。雖然我認為「視自己身體的狀況做治療是最好的」，但丈夫和女兒很為我擔心，他們對我這種情形感到不安。

像我這樣，唯一能做的治療就只剩化療，但不僅藥量減至三分之一，而且還做做停停，家人為此感到極為擔憂也是應該的。於是女兒四處打聽，找到濟陽高穗醫師飲食療法的書《這樣做，讓癌症消失：日本外科名醫的飲食合併療法》。

體力恢復，可以每天自己做蔬果汁

女兒看了濟陽醫師的書，從五月初開始，便為我親手烹煮食物，徹底節制肉類，菜餚中含有許多蔬菜。然後到了五月底，我去濟陽醫師的診所看診，醫師說：「胰臟癌的確難治，不過以前也有同時採用飲食療法而使癌細胞縮小甚至幾乎消失的案例，你要抱著希望，好好加油！」

我的飲食療法作法如下：

主食是糙米、五穀米和十穀米飯，配上白蘿蔔泥。我之所以加白蘿蔔泥一起吃，是因為在濟陽醫師的飲食療法中認為，「吃白飯時，最好同時吃能幫助身體代謝的白蘿蔔泥。」所以，我想吃五穀米和十穀米時，也加白蘿蔔泥一起吃會更好。

我每餐以這為主食一〇〇公克，飯碗裝約八分滿。除了飯之外，偶而也吃胚芽麵包。

配菜則是許多蔬菜、雞里肌、海產類、豆腐等，不吃牛肉和豬肉。

蔬菜我是將無農藥或農藥較少的菠菜、小松菜、埃及帝王菜等，以燙青菜的方式處理，再撒上昆布絲、柴魚片，或將小魚、柴魚片弄碎，混合市售香鬆一起食用。早餐我會吃涼拌豆腐，在豆腐上我也是撒這些東西。

我吃的蔬菜或涼拌豆腐，大多不加醬油，如果要加，我也會先把低鹽醬油加醋稀釋後使用，這也是濟陽醫師推薦的方法。我嚴格執行少鹽的原則，不過最近有時我會吃日本酸梅干，一顆要吃4天，每次只咬一點點，吃飯時就這樣稍微咬一點來配飯吃。

除了蔬菜，我常吃的菜有酒蒸雞柳、酒蒸蛤蜊，或是烤扇貝（帶殼），撒一點點低鹽醬油等。最近濟陽醫師允許我可以吃鹽分少的鯖魚，所以有時我會吃一些低鹽、快速燙過的鯖魚肉中沒醃漬入味的白色部分。

此外，我每天用鮮香菇1朵，加上豆腐、蔬菜作成清淡的雜煮，或直接烤來吃。每天我還會食用不到一盒（四五〇公克）的無脂無糖原味優格，分成早晚二次，加蜂蜜來吃。我選用無脂，是因為聽說脂肪對胰臟不好。

關於喝的水，我不喝自來水，而是喝保特瓶裝的天然水，我買的是瑞士的水，是我大量採購，請業者從當地運送過來的。

濟陽式飲食療法的重點是蔬果汁，我每天喝很多。1天份的材料裡面，一定有高麗菜四分之一顆、葡萄柚2顆、檸檬五顆和紅蘿蔔七～八根，我還會視當時情況，略放一些青椒或小松菜等。

我每天喝蔬果汁，早中晚3次，將這些材料大略分3次使用，每次現做，在做好的蔬果汁裡最後再擠檸檬汁加進去。剛開始第1年，1天檸檬的用量是2～3顆。第二年後，因為聽濟陽醫師說，「現在研究已發現檸檬對胰臟癌效果特別好，所以1天最好是吃5～6顆。」所以我便照做。早上1～2顆、中午2顆、晚上2顆，我以這樣的分法，將檸檬擠成汁加到蔬果汁裡。用這種作法，1次大概可以作四五〇毫升的蔬果汁。

如果我覺得青菜太少，我會另外補充市售的青汁。1包的棒狀包裝裡是1次份量的青汁粉末，把它倒在約一〇〇毫升的水裡攪拌溶解後便可以喝。

就這樣，我先自己開始濟陽式飲食療法2個月，然後才去看濟陽醫師。在正式開始實行飲食療法約2個月後，首先我的腫瘤標記值快速下降，原本超過八〇〇U／ml的胰臟癌代表性腫瘤標記DUPAN-2降為一七〇U／ml。之後，數值再降，約經半年，降至一五〇U／ml以下，在基準值內，變得穩定下來。

更令人驚訝的是影像診斷的結果。廣為使用的影像診斷，是使用顯影劑以增加精密度的CT掃描（電腦斷層掃描）檢查，或者是同樣使用顯影劑的MRI（核磁共振攝影）檢查等，但因為我一喝顯影劑便會氣喘，因此我做的是不用顯影劑的單純CT檢查。

開始飲食療法半年後，醫師看了檢查結果說腫瘤變小了，接著，不到1年電腦斷層掃描檢查的結果，已找不到腫瘤。

五毫米以下的腫瘤，單純CT無法掃描出來，也無法確認，因此，或許我身上還有腫瘤，但掃描不出來就表示至少腫瘤已縮小到五毫米以下。接著兩次半年的檢查，也都無法確認是否還有腫瘤。

當然，因為我同時進行醫院的治療與飲食療法，所以不知道究竟是哪種方法造成的效果，不過，我自己感覺飲食療法非常有效。雖然我也認為化療有效，但如前所述，我的藥量不但減少，有時1個月也只做1次化療，光憑這樣，我想是無法對抗癌症的。

以前我就覺得，飲食不僅建造我們的身體，也支持我們對抗疾病的免疫系統，如果忽略飲食，想要戰勝疾病是很困難的。經過這次飲食療法的實際體驗，讓我深

木曾女士的腫瘤標記值變化

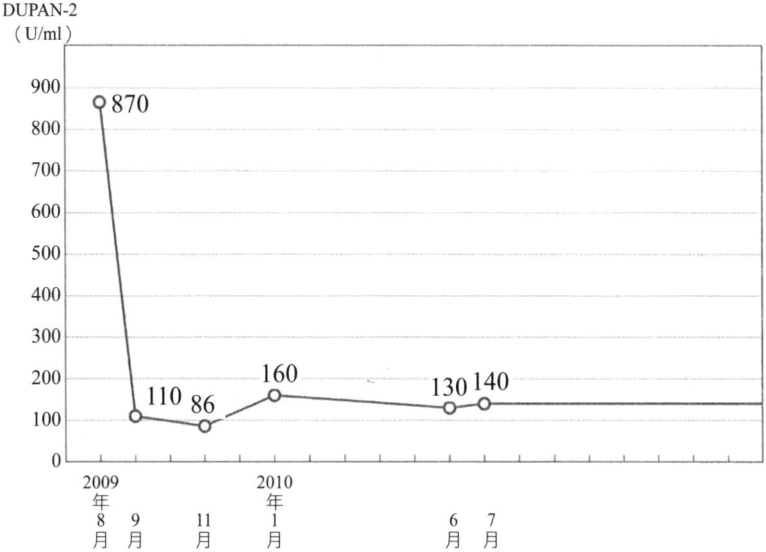

有所感。

回想過去，以前我吃得太多。肉食我本來就會儘量節制，但因家裡做生意的關係，常要做飯給很多人吃，因此，當我做完所有人的飯菜，累得坐下來，肚子就會很餓，於是便盡情大吃一頓。

由於每天都這樣，最後體重便增加到62公斤。前面提過，我突然變瘦，一開始我很高興，但後來體重掉到只剩47公斤，現在想起來，才知莫名變瘦也是癌症的一種症狀。

不過開始飲食療法後，不曉得是否是體力恢復的關係，我的體重逐漸回升，目前是53公斤，或許這代表身體已康復，不過我還是會注意自己別變太胖。

這裡補充一點，我的糖尿病情況良好。做化療，糖尿病好像容易惡化，不過綜合醫院的主治醫師告訴我，「糖尿病沒有惡化，真是太好了。」或許這也是飲食療法發揮作用的緣故。

剛開始抗癌時，我時而體力衰退，全身無力，時而出現化療的副作用，所以我吃的食物和蔬果汁全是女兒努力幫我做的。不過，現在我的體力恢復了，吃的食物一半可以自己做，蔬果汁則全是自己打的。

剛開始實行飲食療法時，覺得既無趣又辛苦，後來才漸漸習慣。說辛苦，現在也還是覺得辛苦，只是看到女兒、丈夫為我擔心的樣子，就會覺得這是我必須做的事。要不是女兒幫我找到濟陽式癌症飲食療法，恐怕我現在早已不在人世，所以我抱著感謝的心情用餐、喝蔬果汁。

除了飲食外，我覺得開朗的心情對免疫力的幫助也很大。聽說心情沮喪時免疫力會降低，所以我想「不要因為擔心那些無法改變的事而讓疾病耀武揚威」，注意自己不要意志消沉。

人如果煩惱而能讓病好起來，那麼大可多多煩惱，但煩惱只會讓病惡化，所以還是別做有害而無益的事。

未來會如何，我不知道，不過我想該讓醫師處理的部分就交給醫師，自己能做的就去做，盡人事、聽天命，感謝周圍的人，繼續努力。

濟陽醫師的話

胰臟癌是癌症裡最難醫治的一種。一般即使做了根除性切除，也就是將肉眼、影像等可確認的癌細胞組織全部切除的手術，患者的五年存活率（治療後活著超過五年的機率）大概是三成。若有各種原因而無法做根除性手術的案例，可以想見情況更是嚴重。

來本所的胰臟癌患者，主要是無法做根除性手術的案例，這些患者一邊接受化療等其他能做的醫療方式，同時進行飲食療法。

本所這樣的胰臟癌病例至今有17例，其中最後腫瘤完全消失的有2例，情況改善的有6例，有效果的案例約有半數。雖然病例數不多，但若與一般胰臟癌患者的情況相比，成效算是相當好，這就是「飲食療法的力量」吧。

木曾女士的情形是因腫瘤大小及位置而無法開刀的案例，於是，她一邊接受化療，同時在女兒的協助下，進行徹底的飲食療法。

我建議胰臟癌的患者，尤其要限制動物性的脂肪與蛋白質，飲用大量的蔬果汁，食用蜂蜜和多吃檸檬。濟陽式癌症飲食療法建議一般1天吃兩顆檸檬，但如果罹患的是胰臟癌，由於它是很棘手的癌症，為了獲得更多的抗氧化作用（除去活性氧的功能），所以建議1天吃5～6顆。

木曾女士認真遵守這些比一般的飲食療法還麻煩的事項，進行徹底的飲食管理。1天五顆，她將檸檬擠成汁，適量加入早中晚喝的大量蔬果汁裡，吃飯時也必定加白蘿蔔泥一起食用，還吃無脂優格裡加蜂蜜，想出各種的作法，這些都非常好。

她的努力沒有白費，首先原本很高的腫瘤標記值快速下降，半年便降至基準值內，而影像檢查的結果，在半年後腫瘤縮小許多，約1年後影像上無法確認。木曾女士和女兒的努力終於有了結果，真是太令人高興了。

她的手記裡，最後提到，她是抱著樂觀的心情，努力實行飲食療法，這也非常好。希望今後即使她稍微放寬飲食限制，也不要忘記飲食療法的基本原則，持續實行下去。

從肺部轉移至腰椎和淋巴結，數不清的腫瘤，8個月內全部消失

鈴木汕　社會福利機構援助人員，65歲

手術後第三年，癌細胞四處轉移的淋巴結

二〇〇六年，做完公司每年的定期健康檢查後，我收到1個令人震驚的通知，通知上說胸部X光檢查發現我的肺部有陰影，需要做更詳細的檢查。於是，我便前往大學醫院接受檢查。

「肺部有陰影」這句話讓我心裡有不祥的預感，結果真的發生了。檢查結果發現，我的右肺有腫瘤。雖然我某種程度有預感，但還是很震驚。我才剛退休，正想開始享受我第2個人生，因此更感到驚愕。

後來我馬上決定了手術日期，然後便住進醫院，將三分之一的右肺切除。手術很順利，之後每半年回醫院檢查1次。

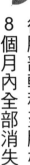

每次做檢查，我都會祈禱癌細胞不要復發轉移，第一年、第二年都無異常，我便鬆了一口氣。

但手術後第三年，我突然感到腰部有奇怪的疼痛。那時我正在做大樓清掃的工作，因為退休以後，在家裡閒的慌，於是我到市公所福利機構工作的銀髮族介紹系統找工作，一開始做幼稚園的工作，後來轉清掃的工作，感到腰痛就是在我開始清掃工作約1年的時候。

癌症手術後，我特意選這種工作是因為覺得多活動對身心都好，如果在家裡閒著沒事，會開始擔心自己的病，總往壞處想，所以我想動動身體，也和社會保持接觸。

我曾想過腰痛可能是打掃工作所引起，但和那種痛比起來，似乎感覺不太一樣，所以我便去大學醫院做檢查。

結果，檢查發現，癌細胞移轉至腰部脊椎第三腰椎的部位，不只如此，癌細胞還移轉至周圍的淋巴結。二〇〇九年夏，我再次住進醫院，不過由於這一次無法開刀，所以是做化療。

我一直很擔心發生的癌細胞轉移，竟然發現多處，讓我非常沮喪。但住院後，我的心態反而改變了，我想「我不能老是這麼沮喪」，因為自從住進醫院做化療，我發現身體一天天的衰弱下去。當然，化療主要的目的是為了對付癌細胞，但我深切感到身體同時也會受到破壞。於是我想「這樣下去，我就會慢慢地完了，現在是我該好好加油的時候。」

於是，在醫院有時我會走走樓梯，儘量做一些防止體力衰退的事。而且，我想「不能一直只靠化療，自己也必須做些努力」。

出院後，我除了定期回醫院做化療，還尋找有什麼自己能做的。就在那時，朋友買了兩本書送我，這兩本書就是濟陽高穗醫師飲食療法的書《這樣做，讓癌症消失：日本外科名醫的飲食合併療法》、《吃掉癌症：有效率61.5％的濟陽式飲食法》。

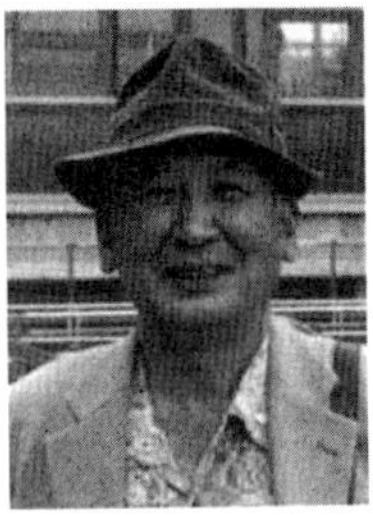

鈴木辿先生

讀了這些書，對於不靠別人，只要靠自己就可以把身體弄好的飲食療法，我產生了興趣，心想「這就是我唯一的辦法了」，於是二〇一〇年秋，我便與濟陽醫師聯絡。

腫瘤的黑色部分消失了

最初，我是在濟陽醫師工作的栗原診所看診，後來到西台診所做PET檢查。影像上顯示腫瘤的黑色部分多到數不清，連濟陽醫師看了也說「這真不得了」，但是他接著又說「不過沒關係，你徹底做飲食療法吧」，然後向我說明飲食療法的作法。

之後，我便以下列的作法進行濟陽式癌症飲食療法。

我早上五點起床，首先用大約三〇分鐘做蔬果汁。蔬果汁的基本材料是香蕉2根、蘋果半顆、菠菜2～3束、小松菜2束和青江菜1束。把這些蔬果洗淨去皮，切成適當形狀後，連同無糖原味優格一〇〇公克一起放進食物調理機裡攪碎。因為我不是用果汁機而是用調理攪碎機，這些材料放入後機器無法順利轉動，於是我另外會加入1杯一八〇毫升的市售蔬果汁。以前我是加水，但這樣蔬果汁的味道就變得很淡。市售蔬果汁比純蔬果原汁的味道淡，不過兩者加在一起，味道可以互補，喝起來正好。把全部材料一起放進調理機，就可打成濃濃的蔬果汁，整個過程只要花費三〇分鐘，便可喝到既好喝又好吃的蔬果汁。

我有段時間因為偷懶而沒放優格，不過之前看到濟陽醫師的書上寫著：「優格能提高人體免疫力」，從此蔬果汁裡我一定會加優格。

喝蔬果汁前後，有時我會喝甜酒（註：類似甜酒釀）。愛做甜酒的哥哥送我酒粕，我把它放進冰箱裡，要喝時把三大匙左右的酒粕放入小鍋子裡，加入一八〇毫升的水稀釋煮沸。

甜酒雖然名稱有個「酒」字，但幾乎不含酒精，而且煮沸後即使有酒精也都揮發了。我喝甜酒並不是因為想喝酒什麼的，我是把它當成天然的健康食品。專家認為發酵食品有益胃腸，我想甜酒也是發酵食品，應該對身體很好，所以在2～3年前我便開始喝。甜酒香甜可口，有著令人愉快的好滋味。

喝完蔬果汁和甜酒，我心裡會覺得祥和寧靜，這時我便帶著家中小狗去散步30～40分鐘，散完步再回家吃早餐。

我的早餐是一大碗糙米飯、納豆、海苔、一塊玉子燒等。納豆我不加醬油，而是用附帶的醬汁。醬汁雖也有鹽分，但我想應該比醬油好，所以我都這麼處理。

因為我現在在福利機構工作，所以中餐就在工作地點附近的家庭餐館，吃有許多蔬菜的什錦粥，或是有許多番茄的義大利麵等。雖然外食很容易攝取到鹽分，不過我還是會儘可能挑選有益健康的食物。白天口渴了，我是喝市售的蔬果汁。

晚餐則是和早餐同樣一大碗的糙米飯，低鹽的魚乾或烤鮭魚、蒲燒鰻，菠菜或小松菜等燙青菜，盒裝的褐藻，蔬菜沙拉或馬鈴薯沙拉等。有時我也會吃涼拌小松菜加油豆腐皮。燙青菜我只加一點低鹽醬油。

平常肚子餓的時候，我常吃水煮的地瓜或馬鈴薯，用這種能讓人安心食用的薯類來填肚子，是我個人飲食療法的1個秘訣。以前我吃肉，現在連雞肉我都一概不吃。

就這樣持續飲食療法後，我的腫瘤標記值逐漸下降。從大學醫院出院後，原本近30ng／ml的CEA腫瘤標記值，在開始飲食療法約5個月後的二〇一一年1月，降為一二．三ng／ml，之後逐月下降，6.7ng／ml、4.1ng／ml、3.3ng／ml（基準值為5.0ng／ml以下）。

而在CEA變為3.3ng／ml的二〇一一年4月所做的PET檢查，出現令人十分驚訝的結果——原本多到數不清，黑色的腫瘤部分，竟然完全消失了。當我知道這結果時，整個人一下子癱掉了。

雖然這只是從影像上看到的情況，我的體內可能還有癌細胞，但是就算只有影

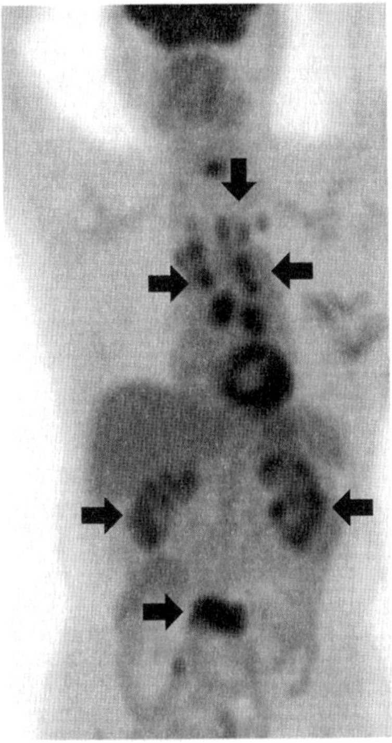

2010年1月。可看到腰椎和淋巴結有許多轉移病灶。

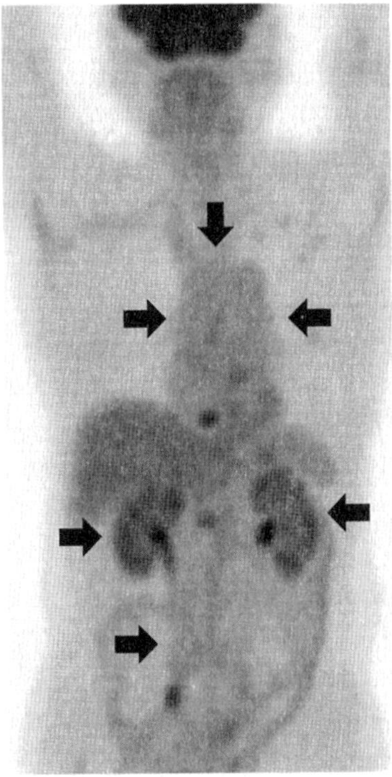

2010年9月。黑色的部分大多都消失了。

像消失，也夠令人驚訝的了，飲食療法真是太好了！

之後5、6、7月的CEA值，分別為2.8 ng／ml、3.2 ng／ml、5.4 ng／ml，雖不是很高，似乎又慢慢回升，我想還是不能大意，現在就像是與癌症長期抗戰中的一個新里程碑，我要開始面臨另一個新的階段。

有些人會說生病是自己「運氣不好」，這

種說法好壞我不知道，不過我深切感到人會生病一部分也是自己造成的。過去我除了不注意飲食習慣，還很愛亂操心，會擔心那些擔心也沒用的事，這種個性容易使人生病。

生病了才看清楚自己的缺點，真是一個寶貴的教訓。前幾天電視節目介紹了日本記者鳥越俊太郎先生的故事，他雖然三度癌症轉移復發，卻仍抱著積極正面的態度，我想人生便該如此。

就算生病是運氣不好，這也是自己的命運而非他人的命運，所以一切都要看自己怎麼做。這時，飲食療法會是個非常好的防禦武器。如果有人因為做化療而身體變差，我會勸他「請務必試試飲食療法」。

妻子從跟我一起聆聽醫師宣判我罹患癌症，便很少說出自己的想法，一直協助我進行飲食療法，還得忍受抗癌中我的焦躁情緒；還有，為我擔心不已的兩個女兒和兒子，我由衷地感謝他們。我將以下個里程碑為目標，今後仍持續飲食療法與治療。

濟陽醫師的話

如鈴木先生的手記所述，他在大學醫院接受肺癌手術三年後，發現伴隨周圍淋巴結多發性轉移的脊椎轉移。

各部位的癌症都會發生這種脊椎轉移，在肺癌、乳癌、惡性淋巴瘤等癌症尤其常見。發生廣泛的脊椎轉移時，實際上一直並無有效的治療方法，而放射線、化療的療效大約也只有半年，幾乎無法避免因脊椎損傷而造成下肢麻痺（久病臥床）的情形。

目前放射線治療、化療等治療方法雖有進步，但如果能同時採用飲食療法，那麼將能大幅提升療效。本所對於發生脊椎轉移的患者，一方面除了讓患者接受具有療效的放射線治療或化療，另一方面患者則必須進行徹底的飲食療法。

本所這樣的脊椎轉移例迄今有15例，其中有9例得到改善，有效治療率為60%。

鈴木先生也一樣，他一邊接受大學醫院的治療，同時一邊進行徹底的飲食療法，結果不僅腫瘤標記獲得改善，甚至檢查影像上的轉移病灶也消失，實在令人驚嘆。

鈴木先生的手記裡，有一件令人印象尤其深刻的事，是他「不靠他人，要靠自己努力實行飲食療法」這種堅強的想法，加上有家人的支持，抗癌最後有了豐碩的成果，再沒有比這更令人高興的事了。

肚子餓的時候，吃水煮地瓜或馬鈴薯是個好方法。雖然這只是日常小事，但您吃的究竟是多油脂之類的食物，還是可補充食物纖維、維生素、礦物質等的食物，就會影響身體代謝往不同的走向。

如鈴木先生所說的，抗癌以及飲食療法的實行，首先最好設定自己的階段目標，等達成後再設下一個目標，並持續下去。經過半年、一年後，若情況良好，即可謹慎地放寬限制。

打算開始癌症飲食療法的人，務必要像鈴木先生一樣，以積極的心態，設定自己的目標，好好努力去做。

無法手術、化療無效、12公分的肺癌，11個月後縮小為四分之一

加納節子（化名）養殖業，75歲

治療肺炎期間，癌細胞擴散至動脈

自二〇〇九年夏天起，我便常乾咳，同時也開始出現痰，但由於不是很嚴重，我一直以為是輕微過敏之類的，應該很快就會好。

由於我跟住在遠地的女兒通電話時咳嗽，女兒很擔心，便勸我去看醫生，但我總說「沒關係」地敷衍過去。然而，我的咳嗽和痰相當頑強，在我不經意留意到時，情況已持續了半年左右。擔心之餘，心想，還是去做個檢查比較好，於是我便前往家附近常去的內科診所。

做完X光檢查，醫師說我的肺部有陰影，要我去大醫院做進一步檢查，並開了轉診單。於是我帶著轉診單到地區綜合醫院，在那裡除了做電腦斷層掃描等檢查，

為了採集肺部組織，還住進醫院做兩天一夜的檢查。

住院檢查完回家後不久，我便開始感到疲倦，身體變得很虛弱。那時正是二〇一〇年春假女兒帶孫子回老家的時候，當時我幾乎都是躺在床上。

依我模糊的記憶，加上後來女兒的補充，那時因為剛好碰到連續假期，雖然有向醫院詢問，但無法看診。所以非但我不知道，連我家人也不知道我是什麼病，就這樣一直到連假結束。

連假結束後，我和丈夫去醫院看檢查結果，醫師說我得了肺癌。之前做完X光檢查，醫師說上面有陰影，當時我想，只要不是不好的病就好，但不祥的預感最後還是發生了。我不清楚我的腫瘤有多大，我常看病的醫師幫我看了X光片後，推測腫瘤約有3～4公分。

診斷為癌症讓我十分震驚，但那時我想「不管是手術還是什麼，能做的治療我都做，只能盡力」。然而，當時我卻無法開始癌症治療。因為不知是檢查時細菌感染還是其他原因，我得了嚴重的肺炎，肺裡充滿細菌，醫師說為了爭取時間，要打點滴注射最強的抗生素（殺病菌的藥物），於是我就直接住進醫院。

我住院的2個月左右期間，一直持續肺炎的治療，將累積在胸部和腹部的水抽掉，並陸續注射各種抗生素。還好，抽出來的水裡並沒有發現癌細胞，只有這點讓人稍感安慰。

最後我總算度過肺炎的危險，在迎接夏天之際，準備開始肺癌的治療。但這回又碰到令人意想不到的事——醫師說在治療肺炎期間，我的腫瘤變大，擴大到大動脈，所以無法開刀。

因此，我開始接受化療。雖然主治醫師考慮了我的年齡，用的化療藥物並不是太強，但不久我還是出現化療的副作用。約1個月左右，我的頭髮幾乎掉光，疲倦和嘔吐也讓我食慾不振。雖然我很快便出院，只需定期回醫院治療，但因副作用的關係，即使在家裡我大半也是躺在床上。

就這樣努力地做化療，結果腫瘤沒變大，但也沒變小，並沒有達到我們所期待的效果。於是九月我開始接受放射線治療。

這時，女兒開始認真研究濟陽高穗醫師的飲食療法。其實，女兒前年一直在照顧罹患癌症的婆婆，那時她就想過是否有其他的辦法，於是買了濟陽醫師飲食療法的書《吃掉癌症：有效率61.5%的濟陽式飲食法》。但她婆婆說：「在我剩下的人生裡，我想吃喜歡吃的東西，請讓我做喜歡做的事吧。」對飲食療法，她婆婆沒有興趣。

女兒覺得我的治療終究還是沒用，於是仔細閱讀了她手邊的那本書，回來後，到我和她爸的面前說：

「媽，你不能動手術，化療也沒效，雖然不知道這個飲食療法有多大效果，但你要不要試試？只是試試，試了不行再說嘛。」

以前女兒做過醫療方面的諮詢人員，她說得很有道理，我聽了很心動，於是我們決定先去濟陽醫師的診所看診，女兒幫我向西台診所掛號，並約好日期。

「啊，腫瘤幾乎都不見了」

而就在那時，我下雨天收衣服時不慎跌倒，把腳給弄骨折了，簡直是倒楣透頂，女兒聽了又驚又無奈，但我還是腳包著石膏，到濟陽醫師的診所看診。那時我咳嗽和痰的情形都還很嚴重，而且化療雖已結束，但還有副作用，再加上骨折，真是最慘的時候。

當時在西台診所做的ＰＥＴ檢查結果，腫瘤已有約12公分大小。濟陽醫師說，「這很棘手，不過無論如何，我們一起努力吧！」然後向我說明飲食療法。

見到濟陽醫師並聽到他詳盡的說明，我再次決心要努力實行飲食療法。之後做的放射線治療，雖有某種程度的效果，但我還是盡力做飲食療法。

然而一旦開始進行，才發現飲食療法不是那麼簡單，總的來說是很辛苦的。尤其剛開始因為抗癌及化療的副作用，我不僅體力衰弱，食慾也不振，做蔬果汁來喝對我來說很勉強。

蔬果汁1天份的材料，基本上我用的是檸檬3顆、紅蘿蔔2～3根、蘋果1個、高麗菜四分之一顆、小松菜半把、花椰菜1朵和蕃茄3顆。此外，如果有青椒、茼蒿、小黃瓜或沖繩苦瓜等，我也會加一些。

這些食材我1次用三分之一，1天做3次蔬果汁，每次約有五〇〇毫升，早中晚各喝1次。即使健康的人，每天喝一五〇〇毫升的蔬果汁，我想也不容易，那時我的體力、食慾都不好，自然更不用說了。

而且，可能是喝不習慣吧，我每次喝完就拉肚子。因為我無法1次喝完五〇〇毫升，所以我是1次一〇〇毫升慢慢地喝，但還是拉肚子。就這樣，每次喝完就跑廁所，在飯廳和廁所間來來去去。

除了蔬果汁，我每天還吃優格，早中晚1天3次，每次一〇〇公克。吃下這些東西，其他的食物我幾乎都吃不下。

一開始女兒幫我做蔬果汁，但她不久便回家，所以後來我在丈夫的幫忙下自己做蔬果汁。就這樣，在我大半躺在床上的生活中，為了做蔬果汁我會從床上起來，每天只喝蔬果汁。現在回想起來，蔬果汁保住了我的性命。丈夫勤勞地幫我買食材，附近務農的姊姊幫我種無農藥的蔬菜，還有女兒打電話鼓勵我，有家人的支持，我才能做到這件事，沒有他們，我可能就無法持續下去。

1個半月後，拉肚子的情形停止了，開始能稍微適應地喝蔬果汁。雖然如此，我還是一樣只能喝蔬果汁、吃優格，這種飲食情況持續超過半年。

生病前我的身高一五〇公分，體重50公斤，在抗癌生活中體重逐漸減輕，後來因飲食療法體重更掉到只剩約34公斤。體重減輕讓我很擔心，但女兒說，剛開始飲食療法，很多人都會因拉肚子而體重下降，所以我還是姑且持續下去。

過了半年，我的體力逐漸恢復，開始可以吃一點其他的食物了。我的主食是糙米飯，1次吃大約半碗，我常做成小飯糰，吃的時候外面包上海苔片。

我的配菜則有豆腐、石花菜、蒸地瓜或馬鈴薯、炒羊栖菜或蘿蔔乾絲、茄子或牛蒡煮物、醋拌海帶芽、炒鮮菇等，一次吃一點。菇類中我常用舞菇炒少許麻油，加蒜頭吃，因為女兒說舞菇、蒜頭的抗菌作用似乎對肺癌很有效，建議我多吃。

我也會吃蜆或蛤蜊等貝類，竹筴魚等青背魚，用蒸或烤的方式。女兒常送我一些她做的煮物等等，她會先將食物分裝再冷凍，幫了我很大的忙。

鹽和醬油我一概不用，我在菜上面淋醋或是臭橙（日語 Kabosu）、醋橘（日語 Sudachi）等柑橘類汁。

此外，我每天早上吃自己做的麵包。因為市面上沒有賣無鹽的麵包，所以我買了烤麵包機自己做麵包。我使用全麥粉加入橄欖油後發酵，放入蜜棗乾（Prune）做成無鹽麵包。雖然做出來的麵包有點硬，但我會抹上蜂蜜，細細咀嚼，一點一點地吃。

只要是水果我都喜歡，所以我會吃當季的水果，像香蕉、桃子、葡萄、橘子、蘋果、藍莓等。

大家聽我這麼說，可能會以為我飲食療法進行得很輕鬆順利，其實過程中有不少挫折。有時我因為厭倦食物無味而向女兒大發牢騷：「這種東西根本不能吃！」她就回我：「那這樣，死也沒關係嗎！」有時，我忍不住偷吃了一些糕點，或丈夫吃的有加鹽的菜，女兒知道了也會唸我。

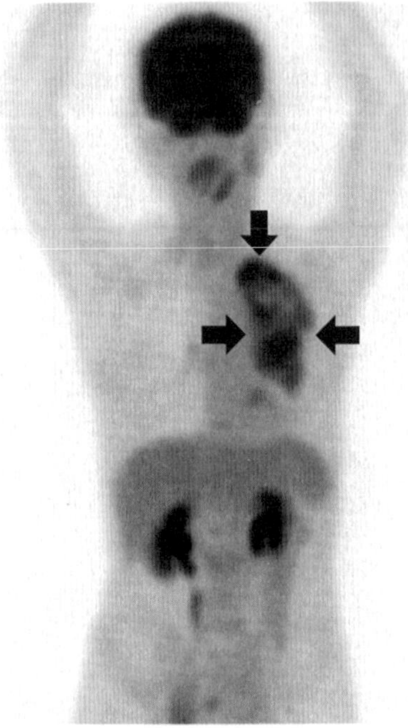

2010 年 9 月的 PET-CT 影像。左肺的腫瘤變成 12 公分。

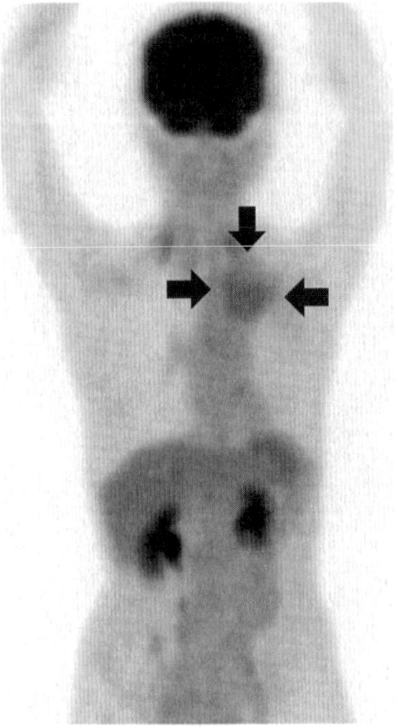

2011 年 7 月的同一處影像。腫瘤縮小為 1 / 4。

就這樣，雖有各種狀況，但在家人協助下，我自己開始覺醒要持續飲食療法。原本我和丈夫一起長期從事養殖業，因此一旦決定要做就會做到底。隨著體力逐漸恢復，原本的我似乎又覺醒了起來。

二〇一一年夏天，開始飲食療法約11個月後，我去西台診所檢查。濟陽醫師告訴我PET的檢查結果，真令人不敢置信。「喔，大部分都不見了。」醫師像是在講一件沒什麼大不了的事似地。我和同行的丈夫、女兒一下子會不過意來，於是再問醫師1次，「您說什麼？」

醫師說，他的意思是，我原本12公分大的肺癌，大部分都消失了，現在變成四分之一大小。聽了之後，忽然覺得自己就好像一根原本一直緊繃的線，一下子鬆掉了似的。

之前我還跟丈夫、女兒說：「我的癌症大概好不了了，所以我們只要希望它沒有轉移就很好了。」大部分的腫瘤都消失，這種事我們想都沒想過。

這麼說來，在西台診所檢查不久前，我固定看病的醫師幫我看完之後說：「你的情況穩定下來了呢。」那時我還不清楚醫師的意思，一直以為是指我肺炎的積水沒有了，後來我才曉得那就是說我的腫瘤變小了。

開始飲食療法前，我帶著骨折的腳傷前往西台診所看病時，女兒一直以為我只剩幾個月好活。正因為如此，這時她也鬆了一口氣。丈夫和姊姊因為一直以來幫我採買、種菜，沒有白費功夫，也替我高興不已。

我準備不久要帶濟陽醫師的信到綜合醫院看診，其實之前在綜合醫院請醫師開轉診單轉至西台診所時，綜合醫院醫師對我們的作法很不諒解，我還找女兒來幫忙說服醫師，當時十分為難。

以綜合醫院醫師的立場來說，他們是擔心我聽信了什麼偏方而誤事，因此我很感激，但如果飲食療法能更廣為人知，溝通應該就能很順利。

對75歲的我來說，先後碰到需長期住院治療的肺炎，無法開刀的肺癌以及骨折，我之所以能度過這些難關，是因為濟陽式癌症飲食療法，及主治醫師、家人的支持，我衷心感謝。還有，自己長期從事養殖業所打下的體力基礎，或許也在關鍵時刻發揮了作用。

雖然我既無法開刀，化療也幾乎無效，家人和我都不知道最後會如何，但是我們努力實行飲食療法，最後有了希望。我想告訴和我一樣在抗癌的人，絕不要放棄希望，你可能會因為飲食療法而看見希望。

濟陽醫師的話

加納女士在癌症住院檢查後得了嚴重肺炎，而在肺炎的治療期間腫瘤變大，連連遭遇不幸的事，後來在抗癌時期腳也骨折。以她的年齡來說，前面任何一件事都可能讓她從此長臥病榻，而她卻能克服這些困難，抱著信念，持續飲食療法，實在令人感佩。

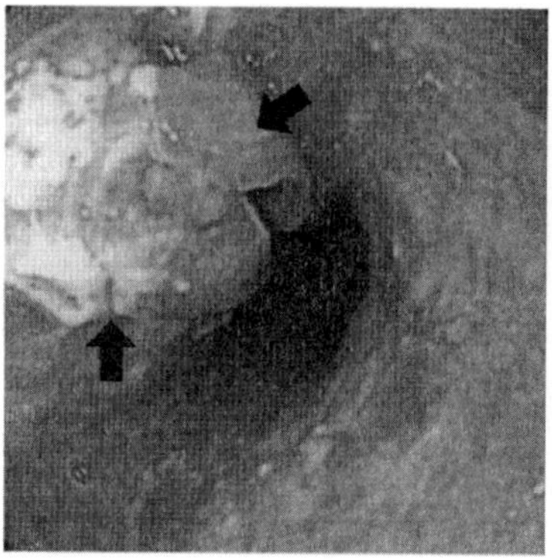

2010 年 7 月的內視鏡照片。從圖中可看到食道裡有很大的腫瘤。

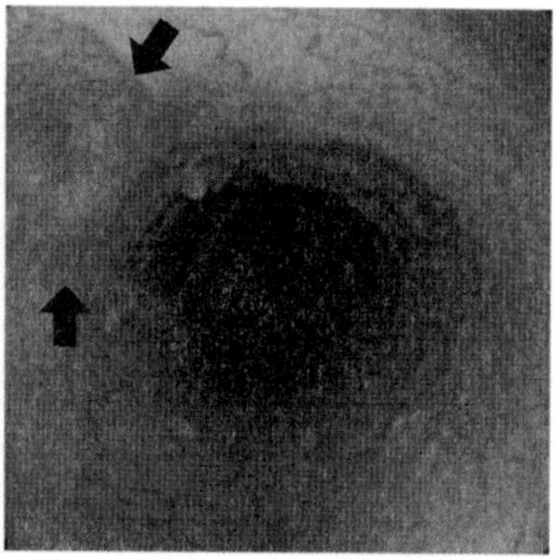

2010 年 9 月的同一處照片。僅3個月腫瘤便全消失了。

由於加納女士住在蔬果盛產區，她善用臭橙、酢橘等新鮮柑橘類水果來提味，以達減鹽目的，這是非常好的作法。此外，她能在家人的協助下，取得大量無農藥的蔬菜，這也非常好。

開始癌症飲食療法，尤其開始飲用大量蔬果汁時，不少人會像加納女士一樣拉肚子。情況如果嚴重或一直持續時，可改成一半用蔬菜湯來代替，並且一邊視狀況而調整，在不勉強的範圍內，再慢慢改回蔬果汁。蔬菜湯雖然也很好，但畢竟蔬菜水果含有豐富新鮮的酵素、維生素、礦物質和抗氧化物（可除去活性氧的物質）等成分，藉由蔬果汁來大量攝取這些營養素，就是我癌症飲食療法的基本。

由於需要蔬果汁份量相當多，所以如果原本飯量少的人，有時一開始會像加納女士一樣，蔬果汁和優格便佔了平時飲食的絕大部分，或佔去飲食的一半。

從重視均衡飲食的現代營養學來說，這種抗癌飲食可說非常不均衡，相信有人會擔心而覺得「這樣好嗎？」不過，以飲食療法的立場來說，反倒是希望蔬果汁能佔飲食的大部分。

如果因嚴重持續拉肚子或體重減輕以致體力衰弱，這時可採取一些措施，像暫時減少蔬果汁等。不過，只要體力還可以維持，最好還是像加納女士一樣盡可能持續喝蔬果汁。

因為這麼做可以增強正常細胞和免疫力，擊潰癌細胞。許多時候，拉肚子、體重減輕只是暫時性的，等到身體習慣，情況便會有所改善。

加納女士在女兒和家人一致的努力下，辛苦有了回報，原本12公分大的腫瘤病灶幾乎消失，實在非常令人高興。從加納女士的手記裡，彷彿看到了她的生命力因飲食療法的協助而甦醒過來。

希望她今後仍然別疏忽，謹守基本原則，再慢慢增加飲食的樂趣，務必妥善持續飲食療法。

4公分大、第4期食道癌，3個月後竟消失，電腦斷層掃描、內視鏡檢查皆顯示「無異常」

谷幸夫（化名）大學講師，68歲

「如果不做化療，你只能再活半年」

二〇一〇年6月，我在學校做定期健康檢查，結果發現胃壁異常，我必須到大醫院做檢查。於是我便前往大學醫院做內視鏡檢查，幸好並沒發現胃部異常，但只是讓我高興了一下子而已。

醫師檢查完畢，要從胃裡拉出內視鏡時，他說：「我順便幫你檢查食道吧。」於是便接著幫我檢查食道，只是這個「順便」讓我足足忙了很久。我還想，不曉得結果會如何，醫師檢查完後卻對我說：「雖然我不是食道專科醫師，但我看有98％的機率，你這可能是食道癌。」

不是專科醫師都認為有98％的機率是癌症，那就像是審判我得了癌症。我聽後頓時臉色發白，震驚不已。

現在的時代，日本每2人中便有1人會得癌症，所以想想，自己會得癌症並不是什麼奇怪的事。但就像許多人一樣，我一直認為「自己應該不會得癌症」，因為我一直都有在打網球，對自己的體力很有自信。

但那時的診斷才使我明白，癌症是一種無關體力的疾病。這麼說來，我想到從前陣子開始，我便常覺得吃下的食物好像卡在胸部附近，但以為是自己吃得太快才會這樣，所以沒注意。

我到食道專科醫師那邊再次檢查，結果醫師說，「一〇〇%是食道癌。」診斷腫瘤有4公分大小、是第4期。所謂食道癌第4期，是指腫瘤已擴散至周圍器官，或轉移至別處的淋巴結。

我的情況則是癌細胞已轉移至各處淋巴結，若在這種狀況下動手術，癌細胞會立刻四處轉移，於是醫師告訴我不能開刀，而要用化療的方式來治療。

至於未來的預估，醫師認為如果不化療，我可能只能活半年。在一旁一起聽結果的妻子大受打擊，同時在場的還有在住家裡的女兒及住在外面的兒子，他們都哭了。讓家人如此悲傷實在令人難過，但也無可奈何。

無論如何，能做的治療我就去做，只能如此。所以我抱著死馬當活馬醫的心情，決定做化療。於是，我便從7月下旬開始化療。

診斷出是罹患食道癌，我們馬上打電話把情況告訴妻子妹妹的丈夫，也就是我的妹夫。妹夫是內科醫師，對我的情況或許他有什麼建議。妹夫說：「如果我得了癌症，我會照這本書寫的治療方式去做。」他馬上送了我一本書，那本書就是濟陽高穗醫師的飲食療法。

如果是糖尿病之類，首先我會想到飲食療法，但是我不知道癌症也有飲食療法。不過，因為當醫師的妹夫說自己得癌症就會用這方法，所以這個方法應該很值得信賴。

於是，我和妻子便仔細閱讀了書，決定從喝蔬果汁等能做的事先開始。我自住院化療前開始喝蔬果汁，住院後，我也請妻子在炎熱的夏天裡帶蔬果汁到醫院給我喝。那時我還想，不曉得這飲食療法是不是很多人都知道，於是有1次我跟主治醫師直接說，「我有在做蔬果汁喝。」醫師聽了卻是一副莫名奇妙的表情。後來我才曉得，目前在日本的癌症醫療中，飲食療法還鮮為人知。

開始化療，我便出現副作用，雖然情況時時不同，但我經常嘔吐、食慾不振，有時連愛吃的蝦仁蔬菜餃子，半個我也吃得很勉強。不過，聽說出現強烈副作用的人情況更嚴重，有的甚至還不得不中止化療。與其相比，我的副作用情況算相當輕微，我想這可能是因為蔬果汁的關係。

「你要把這當作是老天送給你的禮物」

就這樣，總算度過化療的副作用，順利出院。之後，除了持續飲食療法，我還到西台診所掛號，9月看診。見到濟陽醫師時，我告訴醫師「我從住院時就開始做飲食療法。」醫師說，「那很好。」

濟陽醫師除了告訴我飲食療法詳細的內容，還說「也要好好做化療。」「要好好聽大學醫院主治醫師的話，努力治療。」

之後，我持續飲食療法，而且做得更徹底，內容如下：

蔬果汁我1天喝1.5公升，1天分5～6次喝。1天份的材料是高麗菜三分之一顆、芹菜3根、檸檬3顆、蘋果1顆半、紅蘿蔔1根半、花椰菜3朵、柳橙1顆半、葡萄柚1顆半、蜂蜜四大匙、鳳梨六分之一顆和番茄3顆。

如果因工作要外出，那天早上我會先在家將材料分2次放入果汁機打成蔬果汁，然後在三餐前或用餐時、睡前喝。做好的蔬果汁，我把它裝入保特瓶再帶出去。剛開始我有想過，外出時喝市售的蔬果汁就好，但開始喝自己做的蔬果汁以後，我覺得市售蔬果汁太淡，所以後來便帶自己做的。

我基本的主食是糙米飯或全麥麵包，中餐也常吃麵。基本上，我會攝取許多蔬菜、菇類、海藻和大豆製品等食物，主要的配菜是海產類。另外，我還吃雞胸肉等低脂肪雞肉，以前常吃的牛肉和豬肉則一概不吃。

我早餐的菜單，常是加了黑麥、核桃的全麥麵包，以及高麗菜蛋等蔬菜組合。高麗菜蛋是用橄欖油將切成大片的高麗菜炒過後，上面打個蛋，再加點水燜熟，最後再灑點低鹽醬油和胡椒便可食用。這是妻子幫我換個花樣，用來代替以前常吃的培根蛋。

中餐我雖然常吃烏龍麵、日本素麵和蕎麥麵等麵食，但我都會搭配許多蔬菜。例如，我最愛吃的是放了許多山芹菜、水菜、蔥、茗荷等蔬菜，再用關西風的調味料做成的烏龍麵或蕎麥麵。醬汁我盡量選用淡口味的，而且很少喝。

我也常吃放了許多蔬菜的湯麵和炒麵，我都會運用香辛料來減少用鹽。

晚餐則不一定，除了主食是糙米飯，我喜歡的一道菜單是鐵板燒。鐵板燒是將洋蔥、鮮香菇、茄子、高麗菜、豆芽菜、地瓜、南瓜、青椒、鮭魚片、扇貝、蝦、魷魚等直接放在鐵板上燒烤，最後再淋上橙醋汁（日語Ponnzu）食用。

我用的橙醋是自家製的，是將酸橙（日語Daidai）、檸檬、日本柚子等水果擠汁，混合同等分量煮過的酒和醬油。如果用低鹽醬油做，會無法久存，所以是用一般醬油，不過即便如此，鹽分變成只有三分之一，而且味道非常棒，我一直很喜歡。另外，我也喜歡吃放了許多韭菜、水煮竹筍、蝦、乾干貝、雞胸肉的海鮮燒賣。有時，我也會用雞胸肉做雞排或煮湯，另外搭配蔬菜沙拉、煮蔬菜等，總之我會攝取許多蔬菜。

以我來說，與生病前相比大幅改變的，除了飲食，還有就是酒。以前，我每天一定先喝啤酒，再喝三杯加水的燒酒，然後直接喝科涅克白蘭地或威士忌20毫升。最後直接喝的科涅克白蘭地和威士忌都是我最愛喝的，但濟陽醫師說「那是最不好的東西。」聽說在酒類裡，尤其直接喝這種酒，罹患食道癌的風險會提高。

我在學生時代完全不會喝酒，是入社會後才開始喝的。依照濟陽醫師的說法，我這種情況是不好的類型。原本體質對酒差的人，一旦因某種緣故開始喝酒，而且喝得過多，對身體的負擔會很大。以前我不知道有這種事，還每天喝酒。

也因為如此，從開始飲食療法後，我就滴酒不沾。我生病的事，幾乎都沒告訴同事和學生，所以在聚餐等聚會場合，如果有人問我為什麼不能喝酒，我只能回說「啊，這有點難解釋⋯⋯。」這樣敷衍過去。

而且，說也奇怪，我並不會想喝酒。看到在大熱天裡喝著冰涼啤酒的人，我也不會覺得羨慕而要勉強忍耐。或許因為我已經將這輩子要喝酒的都喝完了。

進行飲食療法，讓我很傷腦筋的一件事是出差的時候。由於我常去外國出差，所以才煩惱這段期間該怎麼做蔬果汁。本來我想連食材也從日本帶去，但實在很困難，所以材料我還是在當地買。另外，我會帶塑膠製的柑橘榨汁器，做蔬果汁用的果汁機則是跟旅館借。

雖然那段期間的飲食不得已要外食，但我會儘量多吃蔬菜，牛肉和豬肉則不吃。

就這樣，我一直持續飲食療法，結果令人無法相信的事發生了。我自己先行開始飲食療法2個半月，然後見了濟陽醫師進行更徹底的飲食療法，過了一個月，到了9月下旬，也就是大學醫院開始化療後的第1次電腦斷層掃描檢查，結果顯示我的腫瘤竟然消失了。

我高興地猛然握住主治醫師的手，大聲地說：「非常謝謝醫師！」第4期、4公分大的腫瘤，不到3個月就消失了，誰會想到呢？我又驚又喜，不知該如何表達自己的心情。

主治醫師也替我高興，但同時他慎重地叮嚀我：「雖然影像上沒有顯示，但並不代表癌細胞已完全消失，如果把發病當作是一〇〇，那麼現在癌細胞是變成1而非零喔。」

我也認為應該如此，雖然影像上沒看到腫瘤，但如果因此而大意，不知腫瘤何時又會出現。所以我還是按原計畫持續剩下的化療，而飲食療法也一如往常般進行。

關於化療我也曾想過，「雖說只是影像上的顯示，但腫瘤既然已經消失，應該就不需要再做化療。」不過我問了濟陽醫師，他說，「最好還是按原計畫持續化療。」所以我還是持續做。

9月末做內視鏡檢查，從內視鏡來看，腫瘤也不見了，檢查結果「無異常」。後來，二〇一一年1月化療後的第二次電腦斷層掃描，還有5月的第3次電腦斷層掃描檢查，也都顯示「無異常」。

5月，我去聽檢查結果時，大學醫院的主治醫師這麼對我說：「雖然我不信神，但你要把這當作是老天送給你的禮物」。

一向講話有條有理，說過「癌細胞這種東西絕不會消失」的主治醫師，現在從他的口裡聽到這樣的話，令我非常意外，正因如此，我想或許自己真的得救了。

如主治醫師所說，「雖然在影像上消失了，但不見得以後就沒問題。」「不是零而是1。」我一直抱著這樣的心態，不過現在我想，我的病實際上總算應該可以說已經痊癒了。

那時在大學醫院碰巧遇到和我同時開始治療的另外兩位患者，雖然每個人的條件不同，無法單純比較，但聽醫師說他們的情況，「如果將發病時當作是一〇〇，目前一位是60，另一位則是30左右」。雖然他們的情況比發病時好，但不能說情況很好。這時醫師告訴我，「而相對來說，你是1。」

對於我這個案例，醫師說：「到目前為止我看過各種患者，你的情況非常罕見，就我所知，從沒有這樣的案例，1個也沒有。」

其實，我並未將我飲食療法的事告訴主治醫師，對我來說，我當然希望能直接對他說，但因為平時有在看病，自然知道主治醫師對飲食療法的態度。因為我知道醫師對飲食療法並不肯定，所以這部分我就一直沒說。

當初請大學主治醫師開轉診單轉西台診所時，對飲食療法的事我並沒明說，我覺得當面對他直接說很困難，我想，醫師或許已經知道，所以也沒提。

關於我對癌症的治療態度，到目前為止我都是按主治醫師的指示去做。就像前面曾提過的，雖然我對化療有些疑問，但因為濟陽醫師的建議，所以我還是遵照主治醫師所說的去做。

但惟有一件事，我沒有遵從主治醫師的指示。就是他告訴我，「只要是你喜歡吃的食物，都可以吃，肉類也照常吃，不必改變飲食習慣。」主治醫師和濟陽醫師雖然都是消化系統外科醫師，但兩人對飲食的說法卻有一百八十度的不同。惟有這點，我無法依主治醫師的方式。

我身上的腫瘤在影像上消失至少已經快1年，化療的效果當然有，但以我來說，我想飲食療法的力量也很大。對我而言，主治醫師畢竟是大學醫院的醫師，但我要是沒碰到飲食療法，恐怕我無法從癌症第4期裡活下來。

我一直非常感激濟陽醫師和告訴我飲食療法的妹夫，雖然我想自己得救了，如果能將我的情況告訴同樣在大學醫院抗癌的其他患者，是一件好事，但從現狀看來似乎極為困難。

今後如果癌症飲食療法能更廣為人知，大學醫院的醫師和指導飲食療法的醫師，能夠理所當然地攜手合作，對患者來說，沒有比這更讓人覺得慶幸的事了，我期盼有這麼一天的到來。

雖然我的檢查結果一直是「無異常」，但我絕非打算就此大意。現在每天除了蔬果汁的分量比以前少，我還是持續幾乎同樣的飲食。

如果濟陽醫師允許，或許我會恢復偶爾晚餐時來個小酌，不過即便如此，今後我還是不會改變基本的飲食習慣，會終生持續飲食療法。

濟陽醫師的話

谷先生的情況一如他的手記，因為健康檢查而意外發現自己罹患了晚期食道癌。雖然已是轉移淋巴結的第4期癌症，但除了化療，他還同時進行飲食療法，結果不到3個月便痊癒了，這是個令人十分驚奇的案例。

由於谷先生的醫師妹夫送他一本拙著，他和夫人詳讀後，在住院前便開始喝蔬果汁等，做自己能做的事。

他的及早行動，使得飲食療法的力量發揮至最大。雖然手術、化療等方法是治療癌症所必須的，但這些方法也會傷害免疫力和體力。及早開始飲食療法，即有助於提升免疫力和體力。不過，長期、正式的癌症飲食療法，務必請在熟悉飲食療法的醫師或專家的指導下進行。

谷先生的例子，也顯示出飲食療法在化療副作用的減輕，手術前後患者體力的保持，及之後免疫力的維持、增強等方面，發揮力量的一個例子。

他的飲食療法做得很徹底，讓人無可挑剔，令人感佩。尤其利用酸橙、檸檬、日本柚子等酸味水果自製橙醋，以及少鹽又能讓人吃到許多蔬菜的鐵板燒、高麗菜蛋等，我想對讀者都有極大的參考價值。

還有戒酒，從他過去的喝酒習慣來看，也是個重點。專家認為，飲酒過度是食道癌的重大風險之一。

至少在癌症實質痊癒穩定後1年內，酒還是要嚴格禁止。不過也有許多人能視自己身體的情況，謹慎地享受晚餐時小酌的樂趣。希望谷先生在抱著這種希望的同時，今後仍努力持續飲食療法。

出現在兒子胸部、柚子般大的惡性淋巴瘤，10個月後只剩腫瘤殘骸，醫師保證「沒問題」

田島憲二，無業，66歲

醫院能做的治療都已做完

二〇〇八年10月某日，次子當時21歲就讀大學2年級，突然說他的胸部會痛，雖然說是胸痛但不像是心臟病。他說，「骨頭好像互相摩擦一樣的痛。」「骨頭有被壓迫的感覺。」

因為不是痛到無法忍受，便觀察了一晚，後來第2天不痛了。因為擔心所以還是帶他去附近的醫院檢查，結果醫師告訴我一件意想不到的事——兒子胸部中央，位於左右肺間，有個12公分大的腫瘤。

因為只是簡單的X光檢查，醫師說並無法確定診斷，但認為疑似是「縱隔腔腫瘤」。所謂縱隔可能很多人不知道，我也不清楚，聽說是指左右肺夾住的部分，出現在這部位的腫瘤即統稱為縱隔腔腫瘤。雖然許多縱隔腔腫瘤是良性的，但也有惡性的，也就是癌症，而這時醫師表示有高惡性度之虞。雖然有可能是大的良性腫瘤，但通常腫瘤大到一定程度，一般即會懷疑是惡性。

兒子的腫瘤在縱隔腔腫瘤中算是異常的大。我問醫師「是像夏橙那麼大嗎？」醫師回答說，「是像柚子那麼大。」這個比喻說明了腫瘤的大小。

我擔心不已，就先讓妻子和兒子回去，然後才問醫師：

「如果是惡性，會怎麼樣？」

「如果是惡性縱隔腔腫瘤，可能還可活2～3年。」

雖然這只是說有可能，並不是確定的診斷，但一瞬間我的眼前暗了下來。

兒子平時除了去學校上課，還辛苦的打工。從小他就是一旦要做什麼就會很拼的類型。當時他也是過著工作到深夜，然後回家睡覺大約2小時就去學校上課的生活。

我這個做爸爸的當然很擔心，曾跟他說過「要注意身體健康」，但他根本沒在聽。看他仗著自己年輕，整日忙於讀書和打工，我擔心不已。

二〇〇七年，他曾在打工的地方因昏倒而送醫。那時如果檢查更詳細，可能就發現腫瘤。但因為只是做一般的X光檢查，所以沒有發現心臟後面的腫瘤。不知道腫瘤是否經過1年才變這麼大，二〇〇八年10月，同樣做X光檢查時，才因為腫瘤從心臟後面露出來而發現。

無論如何，由於必須再進一步詳細檢查，於是醫師便把我們轉介到公立專門醫院。在那裡除了做電腦斷層掃描等檢查，還做了切片，結果判定不是縱隔腔腫瘤，而是惡性淋巴瘤。雖然廣義的縱隔腔腫瘤也包括惡性淋巴瘤，但醫師把診斷病名改為較正確的名稱。

那時醫師說：「和惡性縱隔腔腫瘤相比，淋巴瘤比較有方法可治療。」聽了頓時讓人感到有一絲希望。但雖然如此，情況嚴重的事實並沒有改變。由於兒子的惡性淋巴瘤很大，且與周圍組織連接，所以無法開刀，只能做化療及放射腺治療。

化療用的是對於惡性淋巴瘤有相當療效而聞名的Rituximab（商品名Rituxan）及四種化學藥物所組合的R-CHOP治療法，以兩週1次的進度，共計要做6次化療。

這段期間，我憂心地四處探尋，希望能發現除了醫院治療，是否還有什麼好的治療法。我不認為這麼大的腫瘤，沒做手術，只靠放射線治療及化療就能完全治好。即使是醫學的外行人，也能預測得到，這種情形醫師大概處理不了。於是我上網，去書店找資料，只要看來不錯的方法，我都去試。

在我買來的幾本書中，我認為很不錯的一本是推薦喝紅蘿蔔汁的書，總之先試試再說。我以紅蘿蔔為主，加入蘋果做成果汁，試著每天早晚讓兒子喝約五〇〇毫升。

結果，意想不到的地方出現了變化。我的兒子原本體溫較低，正常體溫只有攝氏三五．五～三六度。在兩週1次的化療，測完體溫做記錄時，我突然注意到他的體溫變成三六．二度。我想也許是碰巧變高還是量錯了，於是下次我特別注意，結果量出來變成三六．五度。

從這件事，我確定喝紅蘿蔔汁可以使人的體溫上升。一般常說體溫低的人，身體的代謝力也低，這種體質免疫力很難發揮作用。次子的情況即是如此，我想喝紅蘿蔔汁如果能使體溫上升，或許也能改善癌症體質。

就在我們如此多方嘗試、尋找的同時，化療及放射線治療的療程逐步進行完畢了。結果腫瘤縮小很多，但還有3×3公分大小。雖說一開始腫瘤很巨大，現已縮小，但如果以一般的標準來看，腫瘤還是相當大。

我問專門醫院的醫師：「接下來要做什麼治療呢？」結果醫師竟說：「治療大致上到此為止。」也就是說，在這階段，醫院能做的治療已做完了。

「情況暫時穩定下來了，如果腫瘤又開始變大，那時再來考慮吧。」醫師說。「這個癌症復發的機率有多少呢？」我持續問。「六或七成，復發的機率很高。」醫師回答。

我問了醫師復發時預計使用的藥物名稱，回去查了一下，結果發現這些不是治療藥物，而是延長壽命的藥。也就是說，如果兒子癌症又復發，醫師只能設法延長壽命，機率也只有六、七成。我想，「現在如果不來拼個勝負，恐怕……」而且，這場比賽是有時間性的，可能只有1次。

於是我以前面提過的紅蘿蔔汁為線索，再去尋找或許能抗癌的治療法，不能就這麼坐以待斃。雖然專門醫院的醫師說，「治療的方法只有這些。」但我們不能坐以待斃，應該還有什麼辦法才對。

兒子原本就是很少表達自己情感的類型，他的心情我不知道，但做為父親，我想這種時候，要是他能將自己的心情宣洩出來，或找父母幫忙就好了，可是他卻自己默默承受，讓人看了很難過，所以我想我一定要救他。

就在我翻閱購買的書籍時，發現可以讓我託付希望的治療方法，那就是濟陽高穗醫師的飲食療法。既然紅蘿蔔汁就能使人體溫上升，如果徹底實行蔬果汁飲食療法，我想效果應該會更好。

於是我寫信給濟陽醫師，告訴他整個經過，問他是否可以幫兒子看診，結果，濟陽醫師竟直接來電和我約好看診，我們便馬上請專門醫院開轉診單，於二〇〇九年5月，我和妻子、兒子一同前往西台診所。

剛開始兒子有些緊張，但在濟陽醫師親切的語氣及態度下，慢慢就不拘謹了。幾次看診後，他也認為濟陽醫師是個可信賴的醫師。

「你兒子已經沒事了」

從西台診所初診的第二天起，我們便按照濟陽醫師的方法開始飲食療法，內容如下：

每天喝蔬果汁，早中晚3次，每次喝六〇〇毫升。早、晚喝的蔬果汁材料（1次份）是：小松菜一三〇公克、高麗菜3葉、洋香菜3根、小黃瓜1條、蘋果1個、白蘿蔔2公分長、蓮藕8公分長、紅色甜椒半個、沖繩苦瓜半條、花椰菜苗三分之一盒、紅蘿蔔3根、檸檬2顆及蜂蜜1大匙；另外，再放入一〇〇公克的舞菇加三〇〇毫升水所熬成的「舞菇湯」30毫升。這些材料是我們自己調查一般認為的抗癌食物後所採用的，我們把這些材料全放進果汁機，一起打成蔬果汁。

中午則因兒子在學校，這時我們會讓他帶市售的冷藏青汁，這是問過濟陽醫師外出時該怎麼喝蔬果汁後所決定的作法。兒子中午在家時，則是將蘋果1個半、紅蘿蔔2根、檸檬1顆、蜂蜜3大匙放入果汁機打成果汁，再混合青汁一起喝下。

主食我們儘可能用糙米做，但一般的糙米飯怕兒子會吃膩，所以妻子會做些變化，讓糙米飯多少變得比較好吃，像是做成糙米炒飯、低鹽蔬菜咖哩飯等。另外，我們還會做蕎麥麵等麵食，以及放入許多山藥的御好燒等。

配菜中有八、九成都是蔬菜，我們常做低鹽煮蔬菜和炒青菜，像南瓜煮菜豆，放大量蔬菜的蝦仁餃子等。

早餐常吃的菜單，除了蔬果汁，還有低鹽味噌做的蜆味噌湯，無糖原味優格一五〇公克。

中餐兒子在家時，常吃低鹽的蕎麥麵或義大利麵；去學校時，我們則會把糙米飯糰和蔬菜、海產類配菜裝入便當帶去。

晚餐除了前面所列舉的蔬菜類，他還常吃只用芥末調味的納豆。此外，也常吃用蒜頭調味的魚，作法是將魚抹上蒜泥，然後烤來吃或做成日式蒜頭煮魚。由於作放射線治療的影響，兒子的白血球一直偏低，經請教濟陽醫師後，醫師說蒜頭的效果很好，於是我們便常在食物裡加蒜頭。運用蒜頭之後，減少鹽分變得容易了，除了用蒜頭當成調味料，味噌醃蒜頭也是常出現的小菜。

此外，除了放入蔬果汁的蘋果，他還常吃季節水果，像橘子等柑橘類、葡萄、奇異果和柿子等。

我回想兒子病發前，因為看他每天都很辛苦，出於好意，我便常做肉食給他吃，現在才想到，那反而造成反效果。雖然兒子以前就像大部分的年輕男性一樣喜歡吃肉，不過自從他開始飲食療法，牛肉和豬肉則一概都不吃了。

持續這樣的飲食，首先原本很高的腫瘤標記值降了下來。具體的數字我不記得了，只記得約每個月1次在西台診所檢查時，每次檢查結果的數值都降低，半年左右並降為基準值，後來更降到基準值以下。

然後，二〇一〇年1月，也就是開始飲食療法約10個月後，在專門醫院做電腦斷層掃描時，出了現令人無法置信的結果——原本在應該有3×3公分腫瘤的位置，只看到3～4個1毫米左右的點狀物。

然而，專門醫院的放射線內科和腫瘤內科醫師看到影像，卻以平淡的口吻告訴我：「腫瘤不見了。」我聽了真是非常高興，但因為醫師說得很平淡，所以我雖然喜不自勝，但也不好問醫師腫瘤為什麼不見了等問題，只能在心裡暗自高興。

由於專門醫院的主治醫師常經換人，所以我每次都要重新向醫師說明兒子在接受飲食療法的事，請醫師開轉診單轉西台診所。這時，醫師常常不給我好臉色看，會說那麼做是白費力氣。

就因為如此，影像代表的意義，剩下的點狀物是什麼，雖然我很想問個清楚，但話到嘴邊我還是忍了下來。

同年4月，兒子在西台診所做PET檢查時，影像上也顯示只剩小小的點狀物。我問醫師，「這是什麼？」濟陽醫師笑著說：「這是腫瘤的殘骸，已經是死的，你兒子已經沒事了。」聽了之後，我總算可以放心了。

兒子原本一直在基準值以下的白血球數值，也逐漸變高，最後升至基準值內；還有表示免疫力的干擾素α值，正常平均為五〇〇〇～一〇〇〇〇IU／ml，而兒子的數值卻高達三〇〇〇〇IU／ml。我想這是因為飲食療法發生作用，使他的癌症體

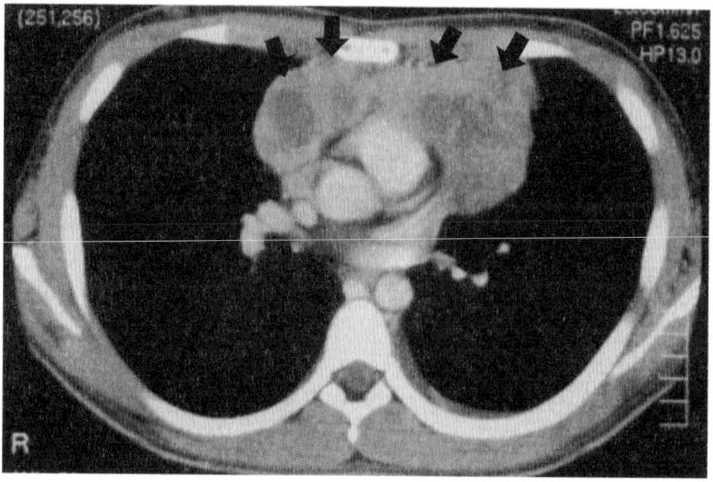

2008 年 12 月的電腦斷層掃描影像。經顯影後可看到圍著大血管（白色部分）的巨大腫瘤。

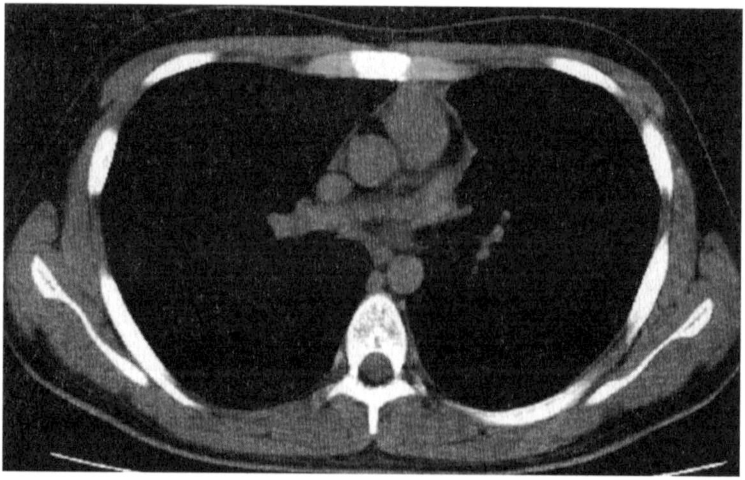

2010 年 4 月的 PET-CT 影像。情況已緩解，幾乎只剩大血管。

質獲得改善，免疫力也變強了。

濟陽醫師說「如果到這階段，那就沒事了。」一直努力做飲食療法的兒子和妻子聽了之後都非常高興，但是擔心一下子放寬限制，腫瘤又會出現，所以我們一點一點地放寬限制，同時持續基本的飲食療法。日本俗話說「七、五、三」，這是指病好了之後要小心第三、第五和第七年，所以我們打算還是會按每個階段的限制去執行。

對一個父親來說，孩子得了不治之症，比自己得病更難過。我想任何做父母的，一定也會像我一樣瘋狂地去找辦法。經過尋找後，我深深感到，一般人其實不太知道癌症飲食療法。

現在，只要親朋好友有人得了癌症，我一定會送上濟陽醫師的書。為了不使人有壓迫感，我送書時會附帶說，「是我愛多管閒事，不過……」、「如果你對這有興趣可以試試」、「順便告訴你，我們家就是這麼做的喔」等等。

為了那些抗癌的人和他們的家屬，我希望飲食療法能更廣為人知。

濟陽醫師的話

基本上，癌症常發生於中高年人族群，不過近幾年，年輕人罹患的情形也日益增加。通常年輕人的癌症惡化得更快，所以不管決定採取什麼方法，都要及早行動。

田島先生的兒子是在二十一歲極年輕的時候發病。有著美好未來的年輕兒子，卻罹患了癌症，不難想像做父母的痛苦。為人父母者都會想代替孩子生病，但卻只能在一旁看著，這種痛苦只有經歷過的人才會了解。

即使在這種情況下，還是絕不放棄、鍥而不捨地尋找辦法的田島先生，後來如其所願地找到了飲食療法，實在是很幸運。他的兒子命運因此大大地改變，有了重生的機會。

田島先生全家人對飲食療法的努力有了成果，兒子身上巨大的惡性淋巴瘤，最後在影像上只剩微小的殘骸，幾乎消失殆盡，真是太令人高興了。

田島先生在採用正式的飲食療法做為兒子的治療法之前，即有過讓兒子喝紅蘿蔔汁而使體溫上升0.5～1℃的經驗，就抗癌而言，這點非常重要。

35℃左右低體溫的人，代謝及血液循環會變得沒有活力，免疫力也會變差，這樣癌症的風險便會增加，治療效果會不易顯現。

由於喝了蔬果汁而使體溫上升，我在做飲食療法指導時常碰到這種例子。許多病人說，他們開始喝蔬果汁後，體溫上升了0.5℃。

我推論這是因為蔬果汁中富含的植物性多酚（Polyphenol）等成分的作用，造成所謂「促進血液循環效果」，血液循環變好，體溫便會上升。

在為無法開刀的癌症進行放射線治療時，雖然放射線治療也是一種有效的治療法，但它往往會傷害骨髓（分布在骨頭中空處的柔軟組織，含有製造白血球等血球成分的細胞），使白血球減少。這時，如果進行適當的飲食療法，將可將使放射線治療對身體的傷害降至最低，防止白血球減少。

這種時候特別有效的食物便是蒜頭、蔥、韭菜等蔥科蔬菜（含硫化物的植物），田島先生的兒子也是由於積極攝取蒜頭而使白血球的數值變正常，這是另一件很幸運的事。

根據他們在京都巴斯德研究院（Institut Pasteur）所做的干擾素α免疫物質產生值的檢查，他兒子的數值高達三〇〇〇〇IU／ml。這項數值是一種免疫力的指標，由於努力實行飲食療法，使他的免疫力大幅提升了。

今後即使他們放寬限制，只要能遵守飲食療法的基本原則，便有助於維持高免疫力，預防癌症的復發。

這裡，我除了對全家團結一致克服困難的田島一家人表示敬意，也祝福他兒子幸福快樂。

多次復發，最後將長滿惡性纖維組織細胞瘤而死，1年半後卻消失殆盡

三浦悟（化名）自營業，66歲

歷經胃、膽囊、大腸、小腸、腹壁五次手術

一九九八年，我被診斷為罹患胃癌，於是做了全胃切除手術。原本手術前預定切除三分之二的胃，但手術中醫師從癌細胞擴展的狀態，決定將胃全部切除，所以最後就全部切除。

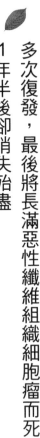

之後，我在進行手術的公立醫院做定期檢查，將近10年都沒有出現癌症復發的徵兆，但是到了二〇〇八年，我的腹部出現令人擔心的硬塊，而且還逐漸變大，我懷疑可能是胃癌復發，加上當時便秘的情形越來越嚴重，我很擔心，於是在做定期健康檢查時，我便將這些情況告訴主治醫師。

醫師檢查後表示，硬塊出現在包著腹部器官的腹膜上，而且還擴散至大腸，這是什麼病引起的，他只能做某種程度的判斷，還需要開刀取出病灶部位詳細檢查後才能確定。

於是，同年9月我做了腹膜及大腸的部分切除手術，經詳細檢查組織，結果發現我得的是「惡性纖維組織細胞瘤」。這個名字我還是第一次聽到，是很難懂的名字。主治醫師說，10萬人裡只有1～2人會得這種病，是一種很罕見的病。

廣義來說，這與癌症同樣是惡性腫瘤，但它屬於「肉瘤」的一種，與出現在一般器官的癌症有所不同。我聽到這個病是癌症的同類，非常震驚，但不管怎樣，畢竟已動了手術把它拿掉，我只期盼以後就此平安無事。

然而，其實這只是我和妻子艱苦對抗疾病的開始。後來我才逐漸明白，這是一種會多次復發、高惡性的疾病。

手術後，我每3個月定期檢查。就在第3次檢查時，也就是手術9個月後的二〇〇九年5月，發現復發。除了切除過的大腸，這次還擴散至部分小腸。於是6月再次開刀，將部分的大腸及小腸切除。

之後不到3個月，9月又發現復發，時間剛好是發現這個病的1年後。這次是出現在腹壁肌肉，於是開刀將直徑約五公分的腹壁切除。

不過，雖然能切除主要的部分，但其他還有小肉瘤四散，無法用手術完全切除，最後還留著5個小肉瘤。由於醫師認為，即使將這些小肉瘤切除，其他地方也可能還有看不到的肉瘤細胞分散，所以最好不要再開刀，以免造成身體的負擔。

手術後，主治醫師向我說明情形，但同時希望我去鄰縣的專門醫院詢問對這病的意見。因為這是罕見疾病，所以公立醫院醫師認為，最好聽聽其他專門醫院醫師對此病日後治療方向的第二意見（Second opinion）。

後來我去了那家專門醫院，關於日後的治療，那家醫院的醫師說：「如果剩下的肉瘤變大，就開刀切除。只要肉瘤出現就切除，重複這麼做，同時還要做化療，只能如此。最後就是用嗎啡（止痛劑的一種）等藥物來止痛。」

我和妻子聽後深受打擊，那時我們才知道這是非常難治的病，但因為專門醫院的醫師這麼說，想必也應該只能這麼做，但這樣一來，我早晚會沒命，這種事就算我們是外行人也知道。

胃癌手術5年後，我又因為膽結石做了膽囊的切除手術，雖然這個手術與癌症無關，但前後我已做了五次手術——胃、膽囊、腸、腸及腹壁。

以後每當肉瘤變大，我就得再度開刀，身體根本受不了，於是我決定無論如何要尋找其他辦法。

關於醫師的第二意見，雖然在治療方法上沒有幫助，但對我和妻子卻有很大的影響，因為這件事讓我們的想法轉變了——「以後如果有熟悉這種病的醫師，一定要多加留意。」

不久，妻子偶然在收音機聽到一位患者將罹患肉瘤的親身經歷出書。雖然對方的肉瘤與我好像不同，不過他提到一位關西地區大學醫院的肉瘤專家醫師，於是妻子馬上訂書，並且為了去那家大學醫院看診，我們還請主治醫師開轉診單。

我和妻子抱著一線希望去拜訪那位醫師，醫師也幫我詳細檢查，做了PET等，但很遺憾，結論還是一樣——只能每次肉瘤變大時切除，再用化療。不過他提了個建議，「中國地區（日本地名）有家大學醫院正在進行新藥的臨床試驗，你要不要當他們的受試者試試？」

我和妻子就像溺水的人，看到稻草也要抓住，便抱著希望，再次請公立醫院的主治醫師開轉診單，前往進行臨床試驗的那家大學醫院。那時我們準備住進醫院參加臨床試驗，還帶了行李。

結果，那裡的醫師說，「你的病的確難治，而且也開了好幾次刀，但是你的身體狀況還可以，化療也還沒試，你還在有治療辦法可用的階段，要參加臨床試驗還太早。」

那時我們一心認為，只要有任何可做的治療都要做，但那位醫師一說，我們開始重新思考，在嘗試效果還未知的新藥前，或許還有其他可行的辦法。雖然碰到新藥有效是很好，但如果失敗……一想到此，我內心便十分不安，後來仔細想想，那位大學醫院醫師保住了我的命。

當天我們便回關西的醫院，將情況告訴醫師，於是醫師又介紹我們去另一家市中心的專門醫院，所以我們又請主治醫師開轉診單，然後前往那家專門醫院。

但結果還是一樣，醫師還是認為「只能在肉瘤變大時切除，同時使用化療來治療。」、「要參加臨床試驗還太早。」

到第一線的各大學醫院和專門醫院看完病後，我體會到，這個病以現在的醫術來治療，最多就是如此，再進一步很難。和我想法相同的妻子，當場跟我提出建議。

她說：「這樣，我們來賭賭看用飲食療法吧。」妻子除了陪我到各大學醫院和專門醫院看病，她同時還找書研究，看看是否有一般醫學以外的辦法。其中有個她認為有一試的價值，一直在心裡暗想許久，那便是濟陽醫師主張的癌症飲食療法。

在市中心專門醫院的檢查結束後，妻子便在醫院直接打電話到濟陽醫師看診的西台診所掛號，然後再次請主治醫師開轉診單。我們常請主治醫師開轉診單，醫師每次都要準備資料，添了許多麻煩，但醫師總是不會有一點不悅的臉色，實在很感謝醫師。

當時，我在公立醫院開始化療，二〇〇九年11月和二〇一〇年1月共做了兩次化療。雖然化療似乎有些效果，但要讓癌症消失當然是無法期望的。

肉瘤半年後縮小，再過半年消失九成

二〇〇九年12月，我和妻子帶著轉診單和整份資料前往西台診所看診。濟陽醫師一邊看資料、一邊說，「情況很嚴重……」接著又說：「不過，做飲食療法比不做的好，因為你還沒做過，做了會如何沒有人知道，就好好努力做吧！」

聽說濟陽醫師直到當時處理過的肉瘤病例只有三例，可能他因此覺得困難，不過對我們來說，則是抱著「這是我們最後的希望，只能跟它賭一賭。」濟陽醫師指導我們飲食療法的內容，第二天我們就馬上開始實行。

由於我開過刀拿掉胃，無法1次喝下很多蔬果汁，於是我分早中晚3次，每次喝五〇〇毫升。蔬果汁1次份的材料是：小松菜1束、高麗菜四分之一顆、青椒2個、蘋果1顆、葡萄柚1顆、柳橙1顆及番茄2個。把這些材料用果汁機打，作成五〇〇毫升的蔬果汁。

早上我除了喝蔬果汁外，另外還喝用檸檬2顆、紅蘿蔔3根打成汁，加入蜂蜜一大匙，以及將青汁粉末用二〇〇毫升水沖泡成的青汁。

早餐我是吃煮得很軟的糙米飯2碗，放很多材料的味噌湯、納豆、白蘿蔔泥、山藥、秋葵等燙青菜和優格二〇〇公克。味噌湯裡會放許多海帶芽和蔬菜，是用低鹽味噌（鹽分只有一般味噌的一半）做的。

家裡因為做生意，中午和晚上要喝的蔬果汁沒辦法在店裡做，所以本來最好現

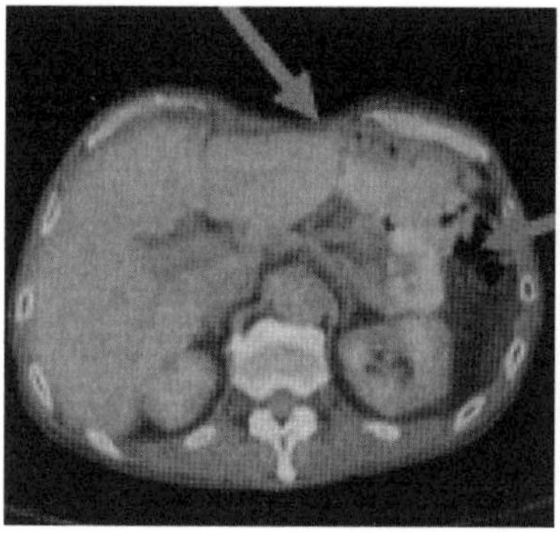

2010年11月的電腦斷層掃描影像。圖上可看到有五處肉瘤。

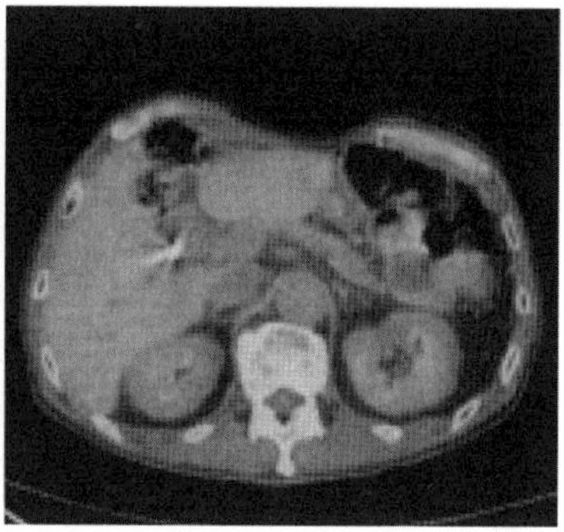

2011年6月同一處影像。肉瘤幾乎都消失了。

做現喝，但我只能在早上就先把中午、晚上要喝的蔬果汁都做好帶到店裡。

午餐我是簡單吃吐司或年糕。

晚餐我則是吃糙米飯、竹筴魚或沙丁魚等烤魚，或日式煮魚、燙或炒蔬菜等。有時也會烤雞胸肉、雞里肌，或是跟蔬菜一起炒。另外也會參考濟陽醫師的書，看到似乎不錯的食物，妻子會做給我吃。

就這樣，我一邊進行飲食療法，同時每年2次定期到公立醫院做電腦斷層掃描檢查。結果，開始飲食療法半年後，二〇一〇年6月，電腦斷層掃描檢查結果，讓我們燃起更大的希望。

因為，原來剩下的5個肉瘤，數量和大小幾乎都沒變。雖然只是沒變，數量並沒減少，肉瘤也沒縮小，但是之前幾家醫院都說我的肉瘤以後一定會再變大，現在我們總算可以鬆一口氣。想到我的病在短期間已多次復發，現在沒再惡化，光這點就讓人覺得飲食療法太厲害了。

後來，出現更令人驚訝的事。約半年後，二〇一〇年11月的電腦斷層掃描檢查結果，肉瘤竟然縮小了，連主治醫師也說這真是罕見的例子。

進而約半年後，二〇一一年6月，電腦斷層掃描結果，確認肉瘤大部分都消失。我和妻子兩人都不敢相信，覺得怎麼可能，主治醫師也比上次檢查時更加驚訝。

我在濟陽醫師那裡做的PET檢查結果，也確認肉瘤幾乎都消失，濟陽醫師帶著滿臉的笑容，非常高興。

但醫師說，肉瘤並沒完全消失，還剩原來的十分之一，仍不能大意。我依舊與疾病在對抗中，當然飲食療法我還是持續下去。

有段時間我認為，再這樣下去，最後我可能會全身長滿肉瘤，對這意想不到的結果，我雖然很高興，但每次檢查時還是會擔心「萬一肉瘤又變大…」目前檢查的結果都很良好，總算讓人鬆了一口氣，我打算今後仍一直持續飲食療法。

託大家的福，現在我的身體狀況非常好，正健康地工作著。我衷心感謝總是把我當成親人的主治醫師和濟陽醫師；另外，兩所大學醫院的醫師們，專門醫院的醫師們也對我非常照顧，身為患者，我非常感激他們；還有，對一心協助我做飲食療法的妻子，我內心也充滿了感激。

我希望務必能讓許多人知道，即使像我這種多次復發的惡性肉瘤，如果進行飲食療法也有改善的可能。

【主治醫師的患者病情報告與看法】

小田原市立醫院外科主任　龜高尚

高惡性度難治病症

「醫師，這次我想去這家診所，很抱歉，可以麻煩您再幫我開1次轉診單嗎？」

跟我很熟、我們之間有著客人與店老闆關係，我的病人三浦先生，請我幫他開轉診單，這是二〇〇九年12月的事。

之前我就幫他開過轉診單，轉至大學醫院或專門醫院，這是第4次。這次他拜託我開的轉診單是要去一間小診所，與以往都不一樣，我覺得很奇怪，便問他說：

「你為什麼想去這家診所呢？」

「因為那裡的醫師會指導病人做癌症飲食療法。」

我心想又是什麼新的騙術，一邊叮嚀要小心他的錢，一邊幫他開轉診單。我說要小心他的錢，意思是叫他不要被騙，白花冤枉錢。

不是只有這次我才這麼說，每次患者要試什麼新的治療方法時，我都是不管事情真假如何，先這麼叮嚀患者。因為現在社會上有不少居心不良之徒，會趁機對癌症患者推薦效果爾爾的治療方法來騙取金錢。

所以很抱歉，我以為三浦先生說的癌症飲食療法也是如此。不過，大約1年半之後，我的這種想法便被完全推翻了。

事情的始末在三浦先生的手記裡已有敘述，不過這裡我想提出醫學的觀點，同時再談一下身為主治醫師的我所看到的經過情形。

當初發現三浦先生罹患「惡性纖維組織細胞瘤」時，主治醫師是我的上司S醫師。最初的手術由S醫師主刀，我擔任助手。那次的手術將原發病灶的腹膜連同降結腸（大腸中位於腹部左下側的部分）一起切除約20公分。

這種病是肉瘤的一種，復發率極高。所謂肉瘤是惡性腫瘤（癌）中發生在皮膚表面、黏膜組織上皮以外部分的癌總稱。一般來說，比起發生在上皮的癌，惡性度高的肉瘤更為常見，所以那次開刀便將三浦先生的肉瘤大部分切除。當時雖然已將可看到的病灶部位全清除乾淨，但九個月後仍發現復發。因為情況惡化得很快，在每3個月1次的電腦斷層掃描檢查中，雖然前次沒有發現任何異常，但下次卻出現已有某種程度的大病灶。

這裡補充一下，前面所說的醫療經過，已經以「後腹膜原發性惡性纖維組織細胞瘤（MFH）的1個臨床試驗例」為題，刊登在醫學專門雜誌《癌症與化學療法》的二〇〇九年11月號。這篇論文的主要作者是S醫師，我的名字掛在他後面。

第1次手術後，S醫師因職務異動的關係，我接任他的工作，正式成為三浦先生的主治醫師，第二次以後的手術便由我主刀。第二次因肉瘤擴散至小腸，所以將降結腸及旁邊的小腸各切除了約10公分。

這次手術本身也很成功，能確認的病灶都切除了，但才過3個月，又發現腹壁的肉瘤復發。在腹部的左側除了2公分的病灶，還分散著數個小肉瘤。

雖然已經將能確認的病灶都拿掉了，但肉瘤卻還是這麼快復發，表示有看不見的病灶已散布各處。

這麼一來，復發只是時間的問題，過了某個時期，肉瘤便會一下增加，我曾遇過這種病例。一位罹患同種病的患者，肉瘤比三浦先生還小時便被發現，結果患者手術後依然多次復發，最後全身出現肉瘤而亡。

「很遺憾，你的肉瘤已經散布，為了維持生活品質，這次就做最小程度的手術吧。」

我一向主張對患者完全告知，所以對三浦先生，我也坦白地這麼告訴他。於是，這次手術只將多次復發的病灶主要部分，直徑約5公分的範圍切除。

之後，因本院的提議及三浦先生本身的希望，詢問過其他專門醫院、大學醫院的第二意見，但結論幾乎都相同，還是建議用手術及化療來治療。

由衷為奇蹟而高興

就在陷入束手無策之際，三浦先生提出申請，想去做飲食療法。有哪個醫師看了三浦先生的情況後會認為飲食療法會有用呢？恐怕大部分的醫師都會認定根本不行，而我也是其中之一。

不過，當我跟指導飲食療法的濟陽醫師因轉診單有所接觸，看到他的自我介紹時，我的想法有些改變了。真巧，濟陽醫師和我都是千葉大學醫學部畢業的消化系外科醫師。也就是說，濟陽醫師是我大學的學長。

而且巧的是，濟陽醫師在大約40年前學生時代的暑假時，曾在我們醫院實習過1個月。

我們「千葉大外科幫」作風算是特別強硬，醫務室裡也是我們這些熱血漢子的集中地，很多情況都是以手術來解決，我想有數千次手術經驗的濟陽醫師以前也是如此。

不過，當我提到「我相信手術的可能性」時，濟陽醫師便半開玩笑地說：「那種說法並不是事實，這樣的時代已到了。」

當然，我不認為手術萬能，我也同意一般常說的「手術刀有其極限」。不過對我來說，化療、放射線治療和其他的現代醫術，即能填補手術的極限。

對於濟陽醫師將重心轉向與外科醫師一八〇度截然不同立場的飲食療法，我有很大的疑問，也感到十分好奇。但無論如何，知道濟陽醫師的經歷後，我確信濟陽醫師的飲食療法至少不是為了賺錢的隨便東西。

之後，目睹三浦先生病情的發展經過，我對飲食療法不得不重新有一定的評價。因為，即如三浦先生手記裡所說的，現在他的肉瘤幾乎都消失了，雖然這只是從影像看到的情況。

根據我手邊的影像資料，三浦先生二〇〇九年11月開始飲食療法，隔年二〇一〇年3月的檢查發現還有小肉瘤。但在半年後9月的檢查中，肉瘤則幾乎都消失了。再隔年二〇一一年2月的檢查中，仍然確認肉瘤消失。而這段期間，三浦先生並沒做化療。

該怎麼看待這結果才好呢？老實說，我很迷惑。擔任醫學院學生6年，外科醫師20年，至今我從醫共26年，這個結果彷彿將我過去的所學和經驗，徹底地推翻了，這奇怪的感覺令人玩味。

不過，今後我並不會積極向癌症患者推薦飲食療法。因為胃癌、大腸癌、肝癌、乳癌等等，現代醫學都有這些疾病各個的診療指引，三浦先生的情況由於是極罕見的疾病，沒有醫療的指引，選擇飲食療法較容易得到認同。

今後，假使遇到患者大腸癌復發，以公立醫院醫師的立場，我若立刻向患者提出飲食療法，會有問題的。不過，如果是多次復發、轉移，治療已行不通的患者，或許我會請教濟陽醫師。而碰到與三浦先生同樣的肉瘤患者時，我也會把患者的資料送過去。

我想，三浦先生的案例還是應該說是個奇蹟。讀過前述論文的醫師，大多都會認為這位患者應該已不在人世，從醫學常識來說，的確如此，但現在這個想法被推翻了，只能說這個案例是個奇蹟。

雖然對這個結果我感到很迷惑，但我由衷為這個奇蹟而高興。如果患者希望做這種出現過奇蹟，並且對身體沒負擔的治療，我想持續去做也很好。

現在，我對濟陽醫師飲食療法的評價是，它是個有出現效果的一種方法。不過，我這輩子很可能還是相信手術刀的可能性，並持續為病人動手術。

承蒙濟陽醫師讓我提出以上對癌症治療及飲食療法的一些直接看法。三浦先生的抗癌還沒結束，就如他自己所說，不知道何時疾病還會再出現。身為主治醫師，今後我也有責任要持續追蹤下去。

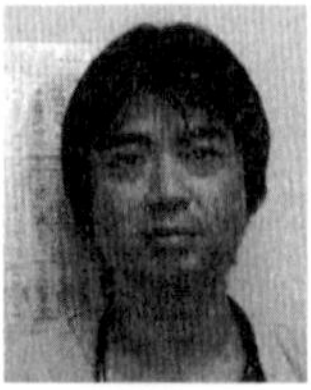

龜高尚醫師

一九六七年生於東京。一九九二年畢業於千葉大學醫學部。專長為一般外科、肝臟、膽囊、胰臟、食道、胃、大腸、乳腺、內視鏡手術。外科專科醫師、乳房X光攝影影像判讀醫師、小田原市立醫院外科主任。日本外科學會會員、日本消化系外科學會會員、日本肝膽胰外科學會會員、日本膽道學會會員、日本臨床外科學會會員。

濟陽醫師的話

一般所說的「癌症」，也就是惡性腫瘤，大部分是發生在組織的上皮部分，這是覆蓋在皮膚表面或內臟器官內側的組織；而發生在上皮以外的組織，譬如肌肉、神經、骨頭等的惡性腫瘤，則統稱為肉瘤。

在惡性腫瘤中，許多肉瘤常惡化得很快，容易復發轉移，一般來說，這種的惡性度較高，而三浦先生所罹患的「惡性纖維組織細胞瘤」就是肉瘤的一種。

雖然醫師替他做了根除性手術，也就是將所有能確認的病灶全部切除，但是9個月後卻仍復發，再隔約3個月又復發，以致後來的手術不得不留下四散的病灶，情況之嚴重自不待言。

所以，當我看到三浦先生的病名及治療經過的資料時，不禁想，再怎麼努力做飲食療法，這種情況恐怕很難改善。然而，結果竟然就如三浦先生的手記，及主治醫師龜高醫師的報告所說，現在他的肉瘤在影像上持續呈現幾乎消失的狀態。

從三浦先生的例子裡，我認為有一點意義很重大，也就是他到二間專門診治肉瘤的大學醫院及二間癌症專門醫院諮詢第二意見這件事。這些醫院基本上都認為目前的醫院治療作法妥當，這件事說明浦先生的例子，專家都認為非常難治。

像這種連專家都認為難治的病，想用飲食療法來改善，就如龜高醫師所說的，大部分醫師都不以為然。碰到這種病例，到現在我自己都還是覺得很不可思議。但是，即使這麼難治的病，也能藉由進行徹底的飲食療法而獲得改善，這項事實應該要讓更多人知道。

關於飲食療法對肉瘤的效果可能性，我有1個假設。肉瘤雖然有許多種，不過研究已經確認一部分是由病毒引起的。具體來說，已確認勞斯肉瘤是由病毒所引起，發現者美國的病理學家勞斯博士，於該實驗60年後獲得了諾貝爾生理醫學獎。

雖然許多肉瘤的成因不明，但對於病毒所引起的肉瘤，如果能提升身體的免疫力以抑制病毒，應該就能改善病情。

舉個例來說，像併發C型肝炎引起的肝硬化，及肝癌患者，讓他們進行徹底的飲食療法，結果患者的免疫力上升，病毒劇減，肝硬化獲得改善，肝癌也好了，這種病例過去我見過十幾例，所以我稍稍大膽地推論，有些種類的肉瘤可能也是有病毒的存在，而且有類似的機制。

即使歷經肉瘤多次復發，手術無法清除等殘酷的事實，三浦夫婦還是絕不放棄，鍥而不捨地尋找可行的辦法，收集資訊，跑了許多醫療機構，不屈不撓的精神實在令人讚揚。從三浦先生的手記裡，讓人學習到「無論何時都不能放棄」這件事。

還有，龜高醫師每次都很親切地接受諮詢，爽快開具轉診單，也很令人敬佩，真是一位優秀的醫師，難得有機會認識傑出的學弟，我非常高興。

我本身現在也擔任外科醫師，但我不認為手術與飲食療法是對立的東西。我現在的作法是「進行適當的手術或化療，同時採用飲食療法來改善患者的代謝，提高免疫力」。

我非常感謝這寶貴的緣分，希望今後也能和龜高醫師合作，持續三浦先生的診治。希望三浦先生除了接受定期檢查，今後也不可大意，要持續飲食療法，務必保持現在的狀況。

從大腸轉移至肺，腫瘤多次復發，7個月後完全消失，不再需要手術及化療

白岡敏介（化名）上班族，50歲

最初的警訊——馬桶裡的鮮血

二〇〇六年9月的某1天，我在上廁所時下體出血，鮮血流到馬桶裡擴散開來，像一層薄膜。我想是痔瘡吧，於是我不以為意地告訴妻子，妻子卻用強硬的語氣要我最好到醫院檢查。

於是我便去看肛門科，結果醫師建議我到大醫院做內視鏡檢查。後來在大學醫院消化系科做大腸內視鏡檢查時，在距離直腸8公分處發現異常。從螢幕上就可以看到腸壁上面有圓形的凸起，連外行人看了也會覺得奇怪。

幫我檢查的醫師說，這可能是惡性的東西，於是決定開刀切除後詳細檢查組

織。這時我當然也很震驚，不過還算冷靜，心想「啊，原來如此，但開刀把它拿掉應該就沒事了，總會有辦法的。」

10月底的開刀很順利，讓人暫時鬆了一口氣，不過，組織檢查的結果，卻讓我的心情頓時蒙上陰影，因為檢查發現癌細胞已轉移至淋巴結。癌細胞轉移淋巴結，風險變高，這種事我知道。

手術後，考慮到風險，於是半年內我除了做化療，同時還每3個月做1次電腦斷層掃描檢查。剛開始，我做檢查時還會擔心是否發現轉移，不過因為檢查結果一直都無異常，於是緊張的心情便逐漸緩和下來。

順利地過了2年，進入第3年時，檢查結果依然很好，於是我樂觀地認為「如果癌細胞會轉移，應該早已轉移了」、「已經開刀將腫瘤切除乾淨，應該完全好了吧」。但是，我的這種期待突然被粉碎了。

二〇〇九年8月，也就是從開始發現癌症之後，即將滿整整三年之際，卻發現肺轉移，而且左肺有3處、右肺有2處，兩側肺共有5處轉移。「哇，終於來了啊！」原本以為我的癌症完全好了，是我太天真了！這時我感到事情的確糟了。

我和主治醫師討論後，決定將這些轉移癌分成兩次開刀。11月先部分切除左肺

3處，隔年二〇一〇年3月再做右肺上葉（分成上中下三塊、右肺上方部分）切除及區域切除（大於部分切除的扇形切除手術方式）。

之後，二〇一〇年6月我開始了化療。除了切除的轉移癌，體內很可能還有其他細小的癌細胞殘留，所以要用化療來消滅癌細胞。

一開始在大腸手術後化療時，我並沒有特別感到副作用，但這次轉移癌手術後的化療就出現了副作用。簡單來說，就是覺得一直好像宿醉似地，人很不舒服，不斷嘔吐，當然食慾也變差了，不過並不是不能吃，所以我還是努力吃東西。

抱歉，我講話沒按時間的順序。從發現癌細胞轉移，我便開始思考不能只靠手術及化療，應該也要注意「飲食」。其實，與其說這是我自己想的，還不如說很早以前妻子就常跟我說這件事。

「人的身體是用食物做成的。」妻子常這麼說。我還沒生病前，她就每天都會提到飲食的重要性。而且，她還把蜜棗精、大豆蛋白食品、以玫瑰果為原料的天然維他命C食品、酪梨油等營養品納入平常的飲食生活中。

不過，以前我認為「不管是肉還是魚、蔬菜，總之均衡飲食就好」，所以妻子拿出她推薦的營養品時，偶爾我會吃，但不太積極。

不過，自從發現癌細胞轉移，對於手術和化療的治療開始感到不安，我便開始聽一點妻子的話，我會把她長年喝的營養品用天然水泡來喝。

我把適量的蜜棗精、棒狀包裝的天然維他命C顆粒和大豆蛋白粉，放入四〇〇毫升的天然水裡泡成果汁（以下皆以「綜合果汁」稱之）。我把這四〇〇毫升1天份的綜合果汁裝入水壺帶到公司，工作空檔時就會拿來喝。

不過，雖這麼說，這時我只是抱著喝喝看的心態，不過後來發生一件事，讓我對飲食療法的動機變強，那就是我遇到濟陽高穗醫師。

原本這是妻子參加健康讀書會時聽到濟陽醫師的事，有人提到這位醫師會幫人指導癌症飲食療法。當我讀了濟陽醫師的《這樣做，讓癌症消失：日本外科名醫的飲食合併療法》等書之後，發現與我過去對癌症飲食療法的印象差距相當大。

我了解到它並不是籠統地要求飲食均衡，把身體弄好，而是藉由攝取大量的蔬果汁等方式來積極抗癌的一種治療法。就某些意義來說，這反而是一種不均衡的飲食方式。我對這產生極大興趣，便馬上向西台診所掛號，然後在二〇一〇年5月到濟陽醫師的診所看診。

肝功能值及血壓的改善，讓我確信飲食療法的效果

實際見到濟陽醫師、談過話之後，我就越想試試飲食療法。雖然我也想過，我是要用來治療而不是預防，而且我的癌細胞已經轉移，飲食療法會有多大的效果呢？但是濟陽醫師鼓勵我不用擔心，要我好好努力去做，於是我決定開始飲食療法。

這時我在下個月就要開始做轉移癌手術後的化療，因為接下來要用的藥很強，我很擔心，這點我也問過濟陽醫師，濟陽醫師說：「如果善用化療藥物會有效果，而且飲食療法可讓副作用減輕。」所以，我決定還是按原計畫做化療。

當天我便在妻子的協助下，馬上開始進行濟陽式癌症飲食療法，內容如下：

濟陽式癌症飲食療法的重點——蔬果汁，連同家人的部分，1次份量用的材料是：一定有紅蘿蔔3根、檸檬2顆、蘋果1顆、小松菜2束，其他再適當加入沖繩苦瓜半條、高麗菜拳頭大小，及適量的西瓜、茄子、紫蘇等，用果汁機打成汁，最後再加二匙蜂蜜攪拌均勻，便大功告成。

這樣能做出四杯大約八〇〇毫升的蔬果汁。剛開始我喝其中的六〇〇毫升，家

人喝其餘的部分，每天早晚各做1次蔬果汁來喝。

白天在公司，沒辦法做蔬果汁喝，所以我將前面說過泡的綜合果汁放入瓶子裡帶去公司，然後分幾次喝。我白天喝的綜合果汁的量，從四〇〇毫升起，後來增加到八〇〇毫升。

主食則是糙米飯或是七分白米、加雜糧的飯，往往妻子煮什麼我就吃什麼。

早餐我是吃這種主食加放了吻仔魚的白蘿蔔泥和納豆等食物。醬油我則是把低鹽醬油用醋加倍稀釋後，少量地加一點點。另外，我也喝加了很多材料的味噌湯，有各種蔬菜、菇類、豆腐、油豆腐皮、海藻等。我會把鹽分多的湯留下，只吃裡面的菜，所以實際上，與其說我是「喝」味噌湯，倒不如說是「吃」味噌湯。

中餐我是帶妻子做的便當到公司吃。將少量的飯（前述的糙米飯或七分白米加雜糧的飯等）裝入小孩的便當盒，另外再適當放一些菜，像玉子燒或水煮蛋、豆皮包蛋（將蛋、羊栖菜等放入油豆腐皮裡一起滷）等雞蛋料理，時蔬燙青菜或芝麻涼拌時蔬，烤鮭魚等烤魚，炒牛蒡絲，或是羊栖菜、蘿蔔乾絲、根菜類、豆腐等的煮什錦等。我也會帶一些生菜、小番茄或水果。

晚餐我也是吃前面所列舉的菜，有時配一些白肉魚或青背魚（竹筴魚、沙丁魚、秋刀魚等）生魚片或烤魚。烤魚我是加一點用醋稀釋的低鹽醬油，盡量避免攝取鹽分。

其它我還會吃許多當季的蔬菜，像馬鈴薯、地瓜等根莖類，鮮香菇、真姬菇、舞菇、金針菇等菇類，海帶芽、昆布、羊栖菜等海藻類，以及小松菜、菠菜、花椰菜等綠色蔬菜。另外，我每天也會適量喝一些優格。

牛肉和豬肉一概不吃，雞肉則從開始飲食療法後超過半年沒吃了。

由於做這種飲食療法需要大量無農藥或少農藥的食材，所以一開始我是在網路上訂購。後來在住家附近遇到有在賣無農藥蔬菜和土雞蛋的生產者，於是我可以直接到現場安心購買。最近，我們還租了農地，開始自己種無農藥蔬菜。

可能我和妻子都是東北人的關係，大體來說我們都喜歡吃鹹的東西，原本就是屬於吃飯只要有鹹菜和飯就心滿意足的類型。正因為如此，限制鹽分對我們來說是一件很辛苦的事。

如前面所說的，我們除了會使用醋稀釋過的低鹽醬油，在烹調煮物時，除了低鹽醬油，還會放蜜棗精來增加香味和甜味，以填補味道的不足。另外，我們也把大豆蛋白粉、顆粒狀的天然維他命C、酪梨油等當調味料來使用。這些方式可以增加食物的味道，即使只用一點鹽，也能讓人吃得很滿足，我一直很喜歡。

就這樣開始飲食療法不到1個月，發生了一件事，讓我實際感受到飲食療法的效果，雖然這和癌症並無直接的關係。我的血液檢查肝功能值一直都很高，後來幾乎變為正常，最大血壓從一六〇mmHg降為一三〇mmHg，最小血壓從90 mmHg降為80 mmHg（基準值最大血壓為一〇〇～一四〇mmHg，最小血壓為六〇～九〇mmHg）。從這件事讓我確信飲食療法有相當的效果，使我更有信心持續下去。

不過到了八月，發生一件令我十分震驚、挫折的事——在我的右肺發現轉移癌復發。轉移也叫「二度復發」。

雖然只是1公分程度的大小，但卻是「二度復發」，這個事實給我很大的打擊。「用飲食療法還是不行嗎？」我很挫折，不過在西台診所一個月一次的檢查時，濟陽醫師鼓勵我「沒關係，持續做下去」，所以我還是持續飲食療法。

在同一個月裡，我吐了一點血。醫師認為這是化療藥物副作用的關係，便暫時中止藥物。

對於癌症的二度復發，大學醫院的處理原則是「只能開刀將腫瘤切除」，但我拜託醫師讓我再觀察情況，暫緩開刀。

算算從發現癌症起，我已做了3次大手術。只要癌症一復發就開刀把它切除，沒有止境，對身體只是傷害，不是嗎？我不禁起了疑問。

另外化療這方面，則預定十月電腦斷層掃描檢查確認腫瘤的情況後，從十一月起開始使用新藥。

在濟陽醫師和妻子的鼓勵下，我抱著即使癌症再度復發也絕對要把它消滅的強烈意志，從八月以後進行更徹底的飲食療法。結果，十月下旬的電腦斷層掃描檢查出現令人非常欣喜的結果。

二度復發的腫瘤陰影縮小了，小到不仔細看就看不出來的程度。呼吸胸腔外科的醫師問我，「除了醫院做的治療以外，您還有做什麼事嗎？」當我回答說「我只有做飲食療法而已」，醫師一副覺得很不可思議的樣子。

我向醫師說明我在做的飲食療法內容，「原來有這樣的事啊。」他說。那天，我就把原本預定十一月起要做的另一種化療取消。由於我在因副作用而停止化療的期間，用飲食療法讓二度復發的癌細胞幾乎消失了，所以我想化療應已不需要了。如果飲食可讓癌細胞消失，它既不會像化療讓人感到不舒服，而且反而會讓人身體變好，所以好好努力做飲食療法就好了，我抱著這樣的想法。

於是我向主治醫師表示我要停止化療，醫師說「病人也是有選擇權的。」反應很平淡。

這裡順便提一下，當我要去西台診所看診時，我告訴大學醫院我想去這間診所徵詢第二意見，請醫院開轉診單。「為什麼你要去這樣的地方呢？」當時主治醫師問，「如果你是去別的大學醫院或公立醫院等大醫院，那我還可以理解，但是為什麼你要特地去一間小診所呢？」他覺得很奇怪。

「因為我想做飲食療法，那間診所的醫師會指導我。」我說。「你是因為聽到種種的傳聞是吧。」主治醫師既不表示否定也不表示肯定，不過言下之意彷彿是說，「雖然有種種傳聞，但我不相信這種事。」

之後，二〇一〇年十二月的電腦斷層掃描檢查，確認至少在影像上二度復發的癌細胞已完全消失。隔年二〇一一年四月的電腦斷層掃描檢查，也顯示無任何異常，連主治醫師也覺得非常驚訝，他總算也會開始聽我講一些飲食療法的事了。

而呼吸胸腔外科的醫師，一看到我去做檢查，就一直問我飲食療法的情況。關於上次檢查的等事情他幾乎都不提，反而飲食的事就講了二〇分鐘左右。

回想以前，總的來說我常吃魚，其他的肉則不太喜歡吃，但二〇〇〇年我被公

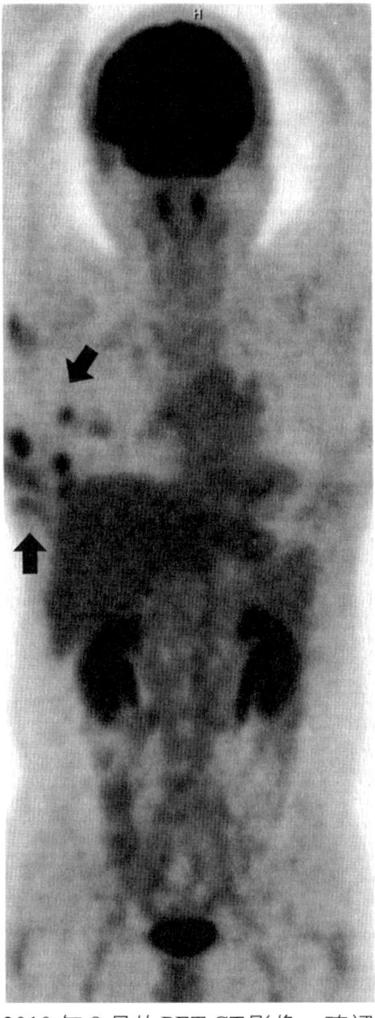

2010 年 8 月的PET-CT影像。確認右肺的腫瘤二度復發。

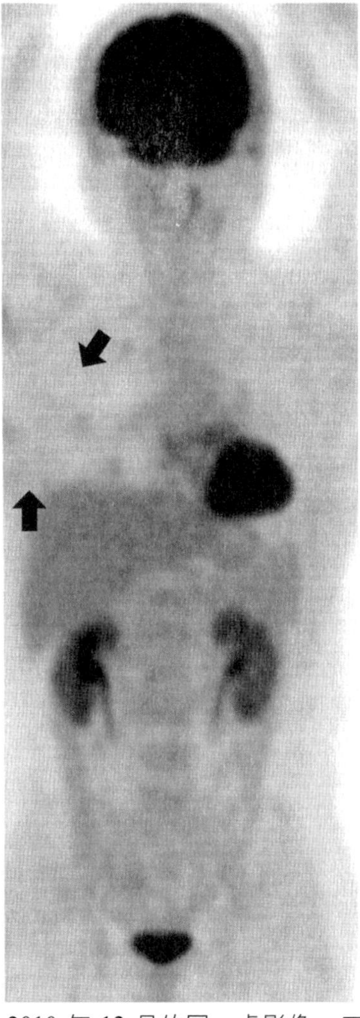

2010 年 12 月的同一處影像。二度復發的腫瘤完全消失了。

司派到台北工作五年，一人隻身在外，於是飲食變成以肉為主而蔬菜攝取不足。還有，喝酒也變多了，其中也是因為壓力的關係，現在想起來那時過的生活最糟糕，這些和我的癌症發生應該很有關係。

妻子說，「我一直相信只要做飲食療法，你的癌症就會好。」我的腫瘤不見了，她非常高興。在影像上的腫瘤消失之後，綜合果汁我改成喝四〇〇毫升，其他則還是維持不變。

女兒和兒子最近也開始跟我一起喝蔬果汁。今後就算會放寬一些限制，但基本上我還是會持續現在的飲食方式。

現在是二人中就有一人會得癌症的時代，所以關於癌症的治療，任何人都該把它當作自己的事來考慮才對。我希望務必讓許多人知道，就算是癌症轉移或復發，一般的治療行不通時，徹底的飲食療法可能會讓你打開一條生路。

濟陽醫師的話

白岡先生繼原發性直腸癌切除手術後，又分別進行兩次兩側肺轉移癌的手術。才開了3次大手術，正想可鬆一口氣時，卻又發現癌細胞二度復發。

面對這種情形，要是一般人便很容易陷入絕望的深淵，但他決不放棄，從飲食療法中發現一條生路，努力不懈直到最後終於成功，這份精神非常令人欽佩。

在進行癌症的飲食療法時，家人的協助極為重要。以白岡先生的情況而言，尤其夫人過去就一直主張飲食的重要性，她的提議及協助發揮了極重要的作用。在她的一心努力之下終於有了結果，真是太令人高興了。

在白岡先生的例子裡，有一點值得注意的，就是他在因為副作用，無法化療而只做飲食療法的情況下，二度復發的癌症竟然在影像上幾乎消失了。雖然這是偶然發現的，但是讓人更能清楚了解飲食療法的效果，可說是一個十分寶貴的案例。

拜讀白岡先生的手記，有一個令我覺得感概之處，是他最後去做檢查，結果醫師確認他腫瘤幾乎消失了，於是問他，「除了醫院做的治療，您還有做什麼事嗎？」甚至最近還跟他說想聽聽飲食療法方面的情況。

目前癌症的飲食療法還很少人知道，相關的訊息沒有傳送到有需要的患者手裡。雖然我一有機會便會讓醫師們了解飲食療法的重要性，但我想實際抗癌成功的患者本身才最具有說服力。

白岡先生在進行飲食療法時，會利用蜜棗精等食品。許多果實都含豐富抗氧化成分（可除去活性氧的成分），不過其中以蜜棗最具有超群的抗氧化活性，可利用其萃取液成為飲食療法的一種輔助。

現在白岡先生還有家人都一起飲用蔬果汁，這對免疫力的維持、增強等廣泛促進健康來說，非常具有意義。希望白岡夫婦今後也能共同努力，務必持續這種防止癌症復發的飲食方式。

不再擔心化療的副作用，從胃轉移至淋巴結的癌細胞僅3個月便消失了

御園多喜子（化名）上班族，67歲

鹹菜曾是我的最愛

「請去做胃部的詳細檢查。」

二〇〇八年十二月，做完每年公司的例行健康檢查後，我收到這樣的通知。多年來我都有做健康檢查，但卻是第一次出現這樣的結果。

我趕緊到附近的個人醫院檢查，結果醫師要我去大學醫院做更詳細的檢查，並開了轉診單。雖然醫師沒有明說，但我直覺是癌症。

那時我最先想到的事情是「還好是我而不是我的家人得了癌症」。因為我想，最近很多人年紀輕輕就得了癌症，還好不是女兒、女婿，更別說是孫子。我把情形告訴家人，家人說「還沒詳細檢查怎麼知道結果呢」，但我已確信結果會如我想的那樣。

而且我還想，「我過著喜歡的生活，想做的事也做了，沒什麼好遺憾的。」當然，我並不是打算那麼早就放棄希望，只是意外自己很冷靜，所以心情還蠻輕鬆的。在大學醫院，我告訴醫師不要對我隱瞞，請直接告訴我結果。

檢查的結果，果然是胃癌。癌細胞有多大我沒聽到醫師說，不過醫師診斷我的胃癌已進展至胃的深處，以目前的狀況無法開刀，於是決定先做化療半年，等癌細胞縮小後再開刀。

當我開始化療後，吃東西變得沒有味道，這個副作用讓我很懊惱。我吃不出飯的味道，吃蘋果也吃不出蘋果的味道，吃什麼都沒味道，當然食慾就很差。不過要是和一般常說的強烈嘔吐等副作用相比，我的情況或許還算好些。

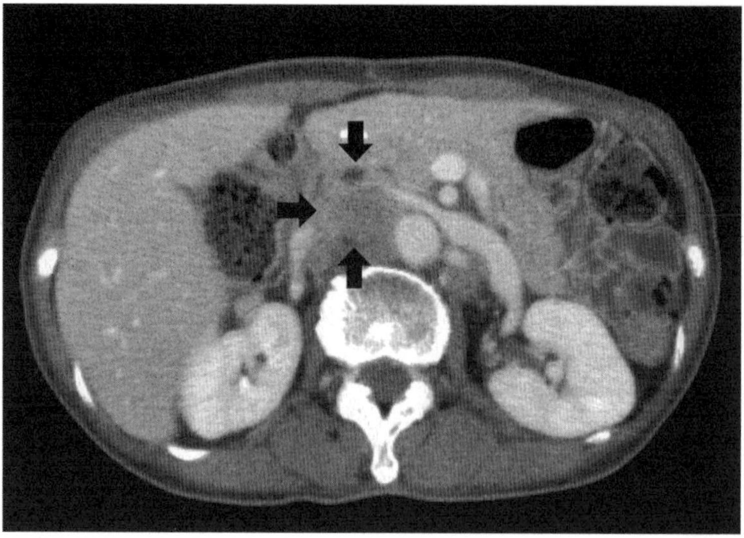

2009 年發現癌細胞從胃轉移至淋巴結。照片為 2010 年 3 月的電腦斷層掃描影像。

就這樣，我邊忍耐化療的副作用、邊做化療，過了半年，癌細胞縮小到要用顯微鏡才能確認，於是醫師說「趁現在趕快開刀吧」，我便做了手術，將三分之二的胃連同附近的淋巴結一併切除。

手術很成功，讓我喘了一口氣，不過其實這才是我抗癌的開始。因為手術完才半年，二〇〇九年年末，又發現淋巴結的轉移。

於是我馬上再度住院，改變藥的種類繼續化療。可是轉移非但沒有消失，反而從1個增為2個。

剛好那時，女兒在報紙廣告上看到濟陽高穗醫師的書《這樣做，讓癌症消失：日本外科名醫的飲食合併療法》，於是便去買回來，並建議我說，「做這個沒有好也不會怎樣，而且這麼簡單，你就試試看嘛！」的確，不過只是改變每天的飲食就會有效果，不妨試試。如前面所說的，我已有最壞的心理準備，但為了自己，也為了家人，能做的事我還是要去做。

原本我平時就會注意飲食，雖然還不至於會特地到什麼地方去購買，但我買東西時，會選擇農藥少、有機的蔬菜和添加物少的食物，此外我也不吃速食之類的東西。

豬肉我有吃，但牛肉我幾乎不吃，主要是吃雞肉和海產類。蔬菜、菇類、海藻、水果我比較常吃。所以想想，我的飲食習慣還蠻接近濟陽式癌症的飲食療法，惟有一點有很大的問題。

那就是鹽分。我很喜歡吃鹹菜，醃製品、鹽漬品、濃的味噌湯等我一直都很喜歡，而且家人還警告我不可吃太多。一個人會得癌症當然理由不會只有一個，但是我的情況，鹽分攝取過多或許就是主因。

善用不放味噌的味噌湯及核桃來減少用鹽

因為女兒的提議，首先我便開始一邊看書，一邊做濟陽式癌症的飲食療法。從住院時起，女兒和丈夫兩人就輪流帶蔬果汁等各種食物到病房來給我吃。

我喜歡吃有嚼勁的東西，煮的很結實的糙米飯等是我的最愛，但在醫院裡，因為胃切除的關係，我吃的都是軟的飯和爛爛的煮物等。我最怕這種吃起來沒有嚼勁的東西，所以女兒帶糙米飯糰等東西來給我吃真是太高興了。因為胃被切除了三分之二，無法一次喝下那麼多的蔬果汁，但我還是把家人帶來的分量努力喝完。

二〇一〇年二月我出院之後，持續定期回醫院做化療。這時，我也正式開始飲食療法。

由於我無法多吃，所以優先考慮濟陽式癌症飲食療法的重點——蔬果汁。首先我會先喝蔬果汁，如果還吃得下則再吃飯，而丈夫也會趁機一起喝一點蔬果汁。

我蔬果汁每次所使用的材料（包括丈夫所喝的量）如下：紅蘿蔔2根（小條則是3根）、檸檬2顆（小顆則是3顆）、蘋果一顆、高麗菜四分之一顆（或小松菜一把，或西洋芹3根）。有時我喝的部分還會放入沖繩苦瓜1條或是很多採自院子的青紫蘇。如果有白蘿蔔葉子，我也會加一些進去。

把這些材料打成汁，一八〇毫升給丈夫喝，其餘四〇〇多毫升我自己喝，每天早中晚喝3次。蔬果汁的材料，連同糙米及其他食材，我是向無農藥有機栽培的宅配業者訂購。自此以後，我便很少在超市買菜。

我每天早中晚現做這個份量的蔬果汁，果汁機的零件都來不及乾燥，每天就這麼做完喝、喝完做。從份量來說，光喝蔬果汁，我就不太吃得下飯，所以我根本沒辦法吃三餐，常常一天只吃一餐或兩餐。

雖然如此，因為我讀過濟陽醫師的書，覺得最好還是優先喝蔬果汁，所以我便以蔬果汁為主。後來漸漸習慣後，除了蔬果汁，我就開始適量地吃飯。方式如下：

基本上主食我是吃糙米飯，如前所述，我喜歡吃煮得結實的糙米飯，我都會好好咀嚼。中餐我也常會把女兒做的胚芽麵包，塗上自製的果醬或橘子醬（Marmalade）來吃。

吃的菜我不是另外做，而是連家人吃的一起做，所以我會在調味前分開盛裝。舉例來說，如果我要做魷魚、白蘿蔔、昆布、海帶芽什錦煮物，用日式高湯煮好後，我會把自己要吃的部分先另外盛裝起來，再調味家人要吃的部分。我也常炒韭菜、青椒、豆芽菜和菇類等，作法也一樣，在灑鹽之前我會先分開盛裝。我自己吃的部分，是加醋或檸檬。

做味噌湯時，我會將洋蔥、馬鈴薯、菇類等放入日式高湯煮好後，先把自己要吃的蛋打進去，等蛋煮的差不多時，把自己要喝的湯料和湯盛裝起來，然後留下家人要吃的部分，再放味噌，但自己吃的則不放味噌，煮成「沒放味噌的味噌湯」。

在濟陽式飲食療法中，建議一天吃一顆優質的雞蛋，所以我每天早晨都會用這種「味噌湯」來煮蛋。早餐我一定還會吃納豆、小魚乾、白蘿蔔泥（小魚乾用熱水燙過，去鹽）。還有，每天早晨我也會吃一個小瓶裝的優格。有時我則會生吃蕃茄，或是吃切細的小黃瓜淋上檸檬汁。

晚餐主要吃的菜是烤秋刀魚、鮭魚或蝦子等，我不加醬油而加白蘿蔔泥和檸檬汁。有時，我也會把煮熟隨即起鍋的雞里肌淋檸檬汁。

我不認為做蔬果汁和準備這些菜很麻煩，讓我最頭痛的其實是鹽分的限制。尤其在剛開始，如何克服不放鹽所造成的味道不足，是個很大的問題。

因為如此，我買了很多有機無鹽的核桃。我並不是把它當成點心，而是當成配菜。雖然沒有鹽，但核桃本身有味道，能掩蓋缺鹽造成的味道不足。

另外，我也善加利用原本就喜歡吃的菇類。我把舞菇、真姬菇、金針菇、鮮香菇、杏鮑菇等拿去曬太陽半天左右，味道就會變濃，再把這些菇類切成小塊、曬乾保存，做菜時便可以放入湯或菜裡，非常方便。不管放到什麼菜裡，這些菇類都能增添美味，可以彌補因為沒放鹽而造成的味道不足。

就這樣我持續著飲食療法，後來突然發現，不知自何時起，自己對持續的化療副作用不再感到心煩，雖然這可能是因為用藥而改變，但我想還是由於飲食療法減輕副作用的緣故。

PET和電腦斷層掃描檢查都「沒找到癌細胞」

二〇一〇年5月，我到濟陽醫師的診所看診。初次見到濟陽醫師時，乍看之下會覺得有點可怕，不過他一開口講話就會讓人覺得很親切。那天的看診解決了我種種有關飲食療法的疑問，而且我也知道我所做的基本上都沒錯。

不過，有件事卻讓我們全家感到萬分訝異，就是在西台診所做完了PET檢查，醫師竟然說：「你全身各處我都看過了，就是沒找到癌細胞！」

一般人如果聽到這句話，一定會很高興，但是我對濟陽醫師感到很抱歉，因為我和家人都不敢相信；畢竟我開始飲食療法才3個月，不可能有這種事！

家人都覺得怎麼可能！在診所和回家的路上，大家心裡一直很納悶，而且要是相信，後來若是發現搞錯了，怕會很失望。我們並不是懷疑濟陽醫師，只是應該不僅是我們，無論任何人聽到「才做3個月的飲食療法，轉移癌就消失了」，一定也無法馬上相信。

但是大約1個月後，我在大學醫院做的電腦斷層掃描檢查，結果也同樣顯示癌細胞不見了。「好像真的沒錯！」全家人這才高興起來。在回家的車上，大家高興地紛紛討論起來。

「飲食療法真是太厲害了！」

「絕對是飲食的關係！」

「我覺得還是因為兩個（化療及飲食療法）都有做，所以病才會好。」

就這樣，即使知道我的癌細胞已經消失，基本上我還是保持和從前一樣的飲食，喝蔬果汁。只是每天早中晚3次蔬果汁，畢竟很辛苦，所以只在中午實施，我改用宅配的有機番茄汁，再在裡面擠兩顆檸檬汁混合來喝。

有時我也會喝薑湯而不是番茄汁，我把生薑預先磨成泥，再按每次的分量分裝冷凍，要喝時再沖二〇〇毫升左右的熱開水，並加入蜂蜜一大匙混合來喝，每次所用薑的大小，大約是1公分塊狀、厚約1公分。

關於鹽分限制，我有放寬一點點，我現在早上吃的小魚乾沒去鹽，在菜裡偶而也會加一滴醬油。

雖然現在我還在做化療，但可能是飲食療法的關係，我幾乎沒感覺到副作用，體力也變好了，最近每天我會散步30～40分鐘，或在住家附近除除雜草。

之後我在大學醫院做了3次定期電腦斷層掃描檢查，在西台診所也做了1次PET檢查，結果都無異常，沒發現癌細胞。這都要歸功於濟陽醫師和我的家人，我由衷地感謝大家。

現在，如果有人猶豫到底要不要做飲食療法，我會勸他「如果你真的想活下來，就請努力去做！」雖然對於限制鹽分我也有些煩惱，但正因為如此，我反而體認到「認真去做就會成功」。希望有更多的人來做飲食療法，戰勝癌症。

濟陽醫師的話

像御園女士的例子，先以化療讓癌細胞縮小至某個程度，再開刀切除，這種方法常常使用。對於腫瘤的大小或位置無法馬上進行根除性手術的病例，這是一種有效的作法。

不過其中會有一些問題，例如化療的投予期間有其限制，以及雖然用化療讓一度變大的癌細胞縮小，但看不到的淋巴結轉移恐已產生。

御園女士的情況就類似如此，雖然一開始用化療讓癌細胞縮小後開刀很成功，但手術半年後卻發現淋巴結轉移。從整個癌症的治療來看，這裡無論如何還需要另1個能消滅癌細胞的方法。化療並不能解決這個問題，這點從癌症醫療的歷史便可得知。

我認為解決方法最終即在於患者的免疫力，而我所提倡的飲食療法能大幅提高免疫力。御園女士因女兒的建議，採用了飲食療法，真是幸運。因為淋巴結轉移相當棘手，不用飲食療法而想使病情有所改善，多半很困難。

從御園女士具體的飲食內容可以清楚看到，她除了早中晚3次，每次喝四○○毫升的蔬果汁，還想出沒放味噌的味噌湯，利用核桃味道的吃法等，來實踐徹底的飲食療法。

御園女士回想自己以前的飲食，雖然有吃許多蔬菜，但鹽分卻攝取過多。的確如她所說，鹽分攝取過多會提高癌症的風險，尤其是胃癌。她大大地改善了這點，不到半年癌細胞便從影像上消失，效果真是驚人。

御園女士的例子說明，即使是淋巴結轉移，只要藉由飲食療法合併化療就能徹底獲得改善，這是個可供許多人參考的好例子。

第3章

癌症的成因與「濟陽式癌症飲食療法」

「四個成因與八項原則」掌握癌症的飲食療法

我之所以會成為消化外科醫師，是因為我想當一位能治好癌症的醫師。過去我一直認為，消化系統癌症在癌症裡佔多數，只要這方面的切除手術技術精良，就能成為「能治好癌症的醫師」。

但事實並非如此。二〇〇二年，當時我擔任都立醫院外科部長，進行了一項接受過根除性手術的癌症患者追蹤調查，結果發現病人的五年存活率只有52％，對這樣的事實我深受衝擊。

從那時起，我便探索各種方法，其中我注意到「飲食」，開始一頭鑽入飲食療法的研究。除了學習知名的癌症飲食療法，像葛森療法，以及實踐版的星野式葛森療法，還有專治難治之症的甲田療法，栗山式飲食療法，自然粗食療法（Macro-biotic），自然養生（Natural hygiene）等國內外頗有成績的飲食療法，還鑽研各種醫學、流行病學（以統計學研究地區或族群的疾病，健康狀態的成因和發生情形的一門學問），特別是美國的研究成果。

我還研究長壽者的飲食，除了看書，我並親自去拜訪長壽人瑞，了解他們的情況當作參考。最後，將這些統合起來，建立了現在的濟陽式癌症飲食療法。

關於濟陽式癌症飲食療法的基本想法與具體作法，過去我試過各種的說明方式，不過最近我認為，以「四個成因與八項原則」的觀點來做說明，最為簡單明瞭。

四個成因是指與飲食關係重大的癌症主要成因，這些是說明「為何飲食療法對癌症有效」的依據，也是希望讀者在了解飲食療法的「道理」後能努力實行所務必具備的知識。

四個成因具體來說是指：

❶鹽分攝取過量。

❷檸檬酸循環障礙。

❸體內活性氧增加（一種增加過多會有害身體、極不穩定的氧）。

❹動物性蛋白質和脂肪攝取過量。

而八項原則是指濟陽式飲食療法的重點歸納成八個項目，如果各位能將這八項原則納入每天的飲食中，變成習慣去執行，除了可以預防癌症，也可以改善癌症，有助於治療。

這八項原則是指：

❶接近無鹽的鹽分限制。
❷動物性蛋白質和脂肪的限制。
❸新鮮蔬果的大量攝取。
❹胚芽成分、豆類和薯類的攝取。
❺優格、海藻和菇類的攝取。
❻蜂蜜、檸檬和啤酒酵母的攝取。
❼橄欖油、麻油和菜籽油的活用。
❽飲用天然水。

接下來則為各位一一加以說明。

濟陽式癌症飲食療法：四個成因與八項原則

四個成因

❶ 鹽分攝取過量

❷ 檸檬酸循環障礙

❸ 體內活性氧增加

❹ 動物性蛋白質、脂肪攝取過量

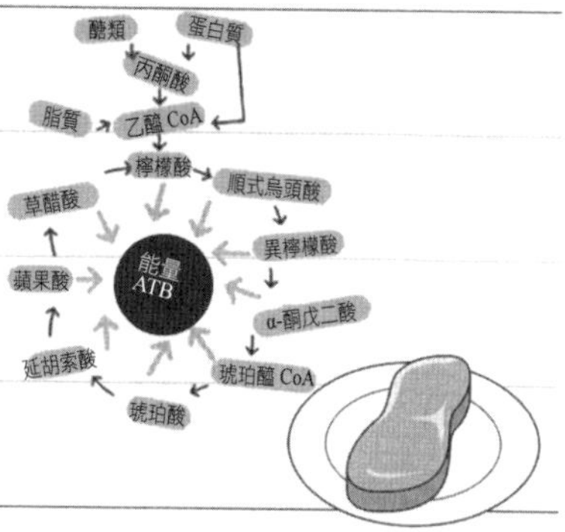

八項原則

❶ 接近無鹽的鹽分限制

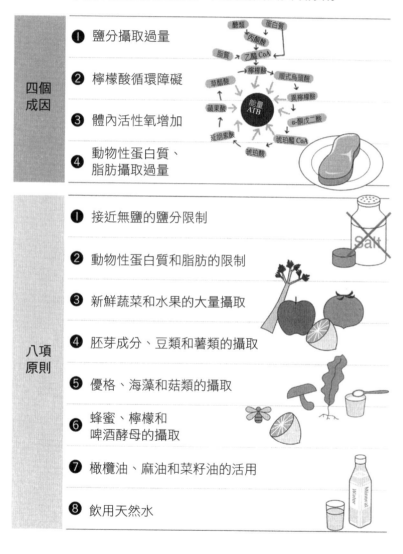

❷ 動物性蛋白質和脂肪的限制

❸ 新鮮蔬菜和水果的大量攝取

❹ 胚芽成分、豆類和薯類的攝取

❺ 優格、海藻和菇類的攝取

❻ 蜂蜜、檸檬和啤酒酵母的攝取

❼ 橄欖油、麻油和菜籽油的活用

❽ 飲用天然水

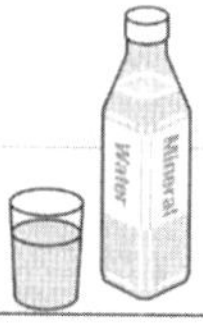

瞭解四個成因，以提高實行動機

「鹽分最好不要攝取過多！因為對身體健康不好。」

「為了健康，要減少攝取脂肪。」

……像這樣含糊的說法，一般人聽了即使覺得「你是對的」，也難以提高他們實行的動機，大家都一樣。

特別是癌症的飲食療法，是一場持久戰，所以確保行動動機便很重要。如果能知道為什麼一定要那麼做不可，對實行動機的確保，便會有很大的幫助。

我把這方面的知識整理成淺顯易懂的四點，也就是下列的「與飲食有很大關係的癌症四個成因」。

成因①鹽分攝取過量

鹽分攝取過量，首先會直接提高罹患胃癌的危險性。因為習慣攝取過多的鹽分，容易使胃壁受損。人體的組織如果經常必須修復，細胞分裂時就越容易產生

日本秋田縣民的鹽分攝取量演變

	鹽分攝取量（公克）	備註
1952 年	22.1	戶口調查（取自國民營養調查結果）
1969 年	20.5	戶口調查（取自國民營養調查結果）
1987 年	14.6	戶口調查（縣民營養調查）
1996 年	13.9	個人調查（縣民營養調查）
2001 年	13.3	個人調查（縣民營養調查）
2006 年	11.3	個人調查（縣民營養調查）

胃癌的死亡率演變（年齡調整死亡率）

	全國		秋田	
	男性	女性	男性	女性
1960 年	98.5	51.8	129.8	60.5
1965 年	96.0	49.4	123.4	47.6
1970 年	88.9	46.5	109.9	53.8
1975 年	79.4	39.8	98.4	48.1
1980 年	69.9	34.1	95.0	40.0
1985 年	58.7	27.4	69.7	29.6
1990 年	49.5	21.6	61.6	26.6
1995 年	45.4	18.5	57.4	22.0
2000 年	39.1	15.8	51.9	19.2
2005 年	32.7	12.5	47.4	14.5

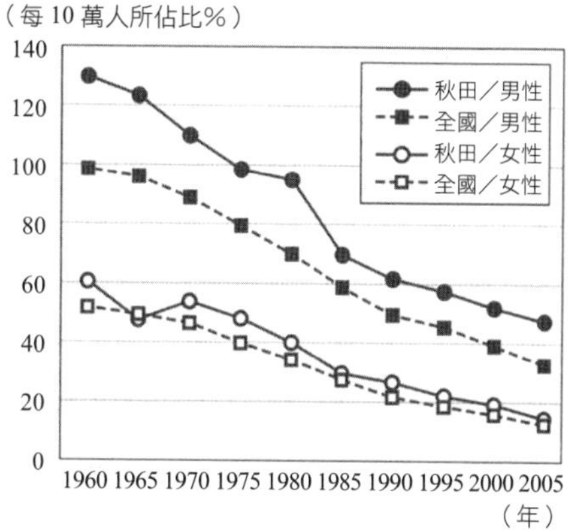

「錯誤」、癌化的風險。

胃的黏膜受損，為胃潰瘍、胃癌成因之一的著名幽門螺旋桿菌，便容易孳生，這更提高了罹患癌症的風險。

在日本，鹽分與胃癌的關係開始受人矚目，是始於一九六八年秋田縣所進行的調查。當時秋田縣居民腦中風（因腦血管破裂或阻塞而引起身體麻痺、語言障礙等疾病）的罹患率較其他縣市為高，調查認為主因就是居民的鹽分攝取過多。

於是秋田縣興起全縣減鹽運動，後來居民的鹽分攝取量從1天平均18公克降為12～13公克。隨著鹽分的攝取減少，居民腦中風的罹患率減為一半，而同時胃癌的死亡率也降為三分之一。這減鹽的意外之禮遂成為熱門話題，而研究人員也開始注意胃癌與鹽分的關係。

此外，鹽分攝取過量也會提高罹患其他癌症的危險性，因為鹽會破壞細胞的礦物質平衡。

在我們的細胞內外有幾種礦物質，具有電解質（溶於水等溶媒時會電離產生離子的物質）功能，在維持我們的生命活動上扮演著重要的角色。而其中最重要的，就是細胞外含量很多的鈉（鹽分）與細胞內含量很多的鉀，兩者之間的平衡。

血液等細胞外液中，鈉大約有一四〇mEq（電解質濃度單位Milliequivalent的縮寫），鉀有數mEq，而細胞內液中則剛好相反，鉀多鈉少。這個平衡對人體非常重要，會保制在一恆定的狀態。

一旦鹽分持續攝取過量，雖然僅是極細微的程度，但便會失去平衡，結果造成細胞代謝混亂，不僅是胃癌，罹患所有癌症的風險都會變高。

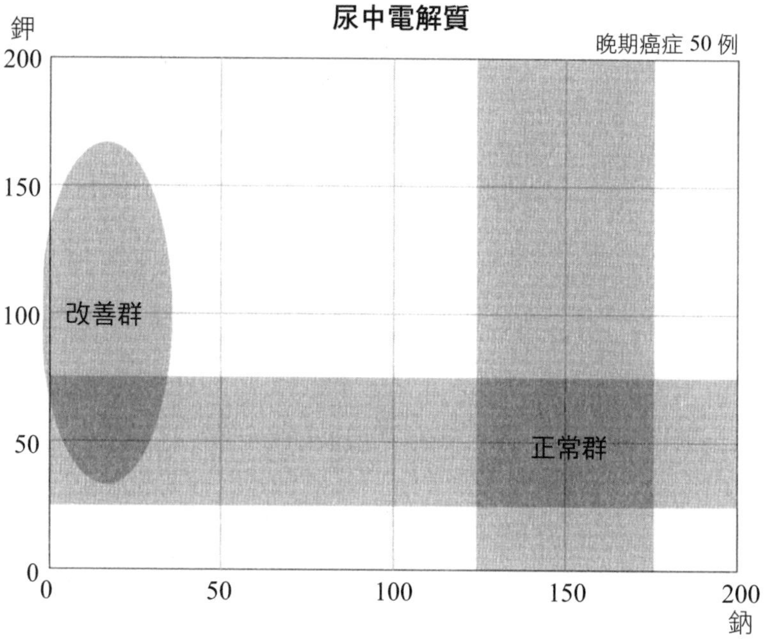

所以，想使癌症獲得改善或防癌，請儘量節制鹽分；同時，從新鮮的蔬果、海藻等食物中充分攝取與鈉有拮抗作用的鉀，則有助於細胞礦物質平衡的調整，進而防癌，並使得癌症獲得改善。

接下來，便來介紹最新的數據資料。我做過癌症患者的尿中礦物質（電解質）檢測調查。實際上，要保持細胞的礦物質平衡，首先血液中的礦物質平衡需嚴格維持，而這則是由「尿」來控制。

一旦鹽分攝取過多，鈉就會被排到尿裡，以保持血液中的礦物質平衡。因此，尿中的鈉越少，即表示細胞的礦物質平衡的保持越好，而這即是癌症的飲食療法所期待的狀況；所以，尿中會與鈉拮抗的鉀排泄量越多，就越能判斷飲食療法有效。

於是，我測量了50名晚期癌症患者尿中鈉與鉀的含量，結果如前頁所示。圖右下方的區塊為正常人的一般數值，而認真實行著癌症飲食療法的患者，則不是位於這區塊，而是位於橢圓形的區塊。這一群顯示有嚴格實行鹽分限制及攝取許多蔬果、海藻等食物，而位於此區塊的患者，大體上病情都獲得不錯的改善。

相反地，位於圖右方的患者，一般來說情況都不好，或是沒什麼改善。從以上這些數據即可看出，限制鹽分，加上大量攝取蔬果、海藻等食物的飲食方式，可使癌症獲得改善。

成因②檸檬酸循環障礙

人體的細胞需要一種叫做「ATP」的物質作為能源，而ATP是由「檸檬酸循環」這個代謝反應系統所生成的。如字面所示，「檸檬酸循環」是以檸檬酸為出發，經過連續的各種複雜反應後，生成ATP的一種反應系統。

由於反應會無止境地重覆，就像繞圓圈一樣，所以稱為檸檬酸「循環」。檸檬

檸檬酸循環概略圖

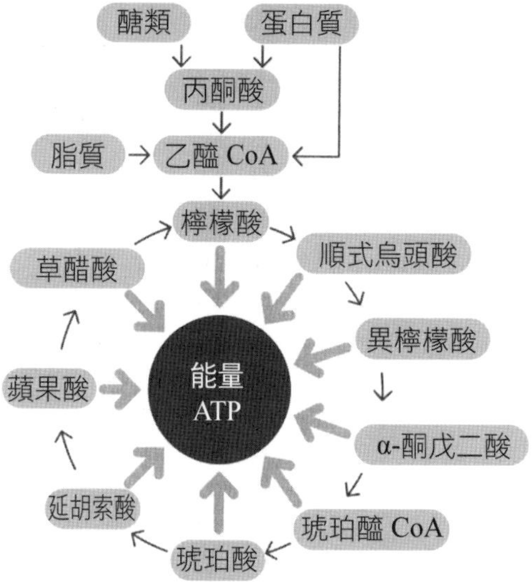

酸循環是各個細胞的能源工廠，在人體內，是從醣類、脂肪、蛋白質三大營養素，尤其是從醣類，製造出讓檸檬酸循環運轉的原料來。

近幾年研究發現，ATP與癌症的發生、惡化有密切的關係。由於某些原因使檸檬酸循環運轉不良，以致於ATP不足時，便會變高癌症發生、增殖的機率。

法國巴黎索邦大學（Sorbonne University）附屬醫院的皮耶爾・路斯汀醫師發現，如果檸檬酸循環中缺少一種必要酵素，就會引發一種神經腫瘤——神經節細胞瘤。他還確認，只要補充所缺的酵素，檸檬酸循環便會重新開始運轉，腫瘤就會縮小，以至於消失。

這種機制，與前項所敘述過的細胞礦物質平衡有著密切的關係。要維持細胞的礦物質平衡，便需要制止鉀流出細胞外，並把想進入細胞內的鈉往外推的力量，而這股力量即來自ATP能量。換言之，檸檬酸循環、細胞的礦物質平衡及罹患癌症的風險，有著密切的關係。

多補充檸檬等富含檸檬酸的食物，即有助於檸檬酸循環持續順暢地運轉。同時，保持醣類代謝正常也很重要，對這方面，穀物的胚芽成分、大豆製品中豐富的維生素B群，這些營養的充分補充是不可欠缺的。

可見在癌症的飲食療法中，檸檬、胚芽成分、大豆製品等食物的攝取相當重要。檸檬裡富含的檸檬酸，對接下來要介紹的活性氧也有極重要的作用，具有雙重的重要性。

成因③體內活性氧增加

「活性氧」一詞近來十分常見，說到「活性」一般是好的意思，但活性氧卻是「不穩定」的。

活性氧是一種極不穩定的氧，會氧化並傷害周圍的細胞與物質，是個討人厭的東西，會給周圍的物質、細胞帶來麻煩，但人的體內卻不可能完全沒有活性氧。人體在消滅病原體時，需要用到活性氧，而我們從食物獲得能量時，即使不願意還是會產生活性氧。當人體從食物製造能量時，是用不會發出熱、效率較好的「氧化」燃燒方式來進行，但這樣就會產生燃燒殘渣，也就是「活性氧」。

此外，大氣污染、紫外線、已氧化的食物、激烈的運動、飲食過量和抽菸等，也都會增加體內的活性氧。

儘管我們體內不得已會有一定的活性氧存在，但一旦增加過多則會提高罹患癌症、動脈硬化、老化等機率。因此，體內會有各種能消除活性氧的酵素在運作。

然而，由於身體老化和環境因素，人體內抗氧化酵素的量和功能會日益不足，以致提高罹患癌症的風險。

想要預防癌症，改善癌症病情，就要努力讓體內的活性氧變少。要達到這個目的，不是僅靠體內所產生的抗氧化酵素，還需要從體外大量攝取能發揮抗氧化作用的「抗氧化物質」。

抗氧化物質代表性的供給來源，便是新鮮的蔬菜和水果。在癌症的飲食療法中大量攝取新鮮蔬菜、水果的原因，主要目的有二，一是為了此處所說的補充抗氧化物質，二是為了之前面曾提過的補充鉀，這兩者對癌症的發生和惡化防止都極為重要。

成因④動物性蛋白質、脂肪攝取過量

近幾年許多研究發現，攝取過多的動物性（Animal）蛋白質會增加罹患癌症的風險。所謂動物性蛋白質，廣義來說不只是肉，還包括海產類、蛋等蛋白質，不過與癌症有關而有問題的主要是屬於「動物性蛋白質」哺乳類動物（牛、豬、羊等）的蛋白質。

「Animal」除了指所有動物之外，也可以是指哺乳類動物，在本書中則是指後者。

食物裡的蛋白質在我們體內，會被分解成構成蛋白質的胺基酸，再依照人體所需的型態來合成蛋白質。如果攝取過多的動物性蛋白質，蛋白質的分解、合成會進行地相當頻繁，如此一來，合成時的配對錯誤——也就是不該結合的地方卻結合起來、或某個地方的物質更換錯誤——機率變高，以致提高罹患癌症的風險。

坎貝爾教授的誘導動物肝癌實驗結果

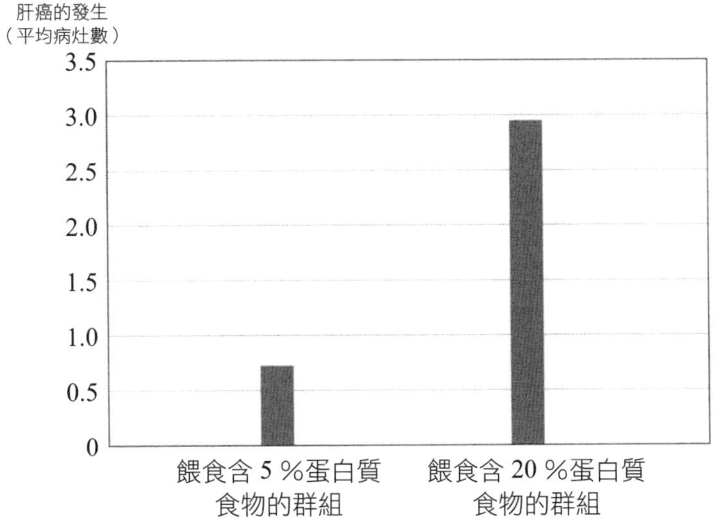

美國康乃爾大學的坎貝爾教授（T. Colin Campbell），將老鼠分為兩組，其中一組餵食含有5％動物性蛋白質的食物，另一組則餵食含20％動物性蛋白質，另外再各別投予會引發肝癌的黃麴毒素B來做比較。結果，後者高蛋白組較前者低蛋白組的肝癌罹患率多了三倍。

此外，美國哈佛大學的威力特（Walter Willett）教授發表了牛肉（紅肉）的攝取頻率與大腸癌罹患率有關的研究結果。報告說，每天吃牛肉者罹患大腸癌的機率，約為每個月吃不到1次的2.5倍。以上這些研究結果說明，攝取過多的動物性蛋白質會提高罹患癌症的

牛肉（紅肉）的攝取頻率與大腸癌的關係

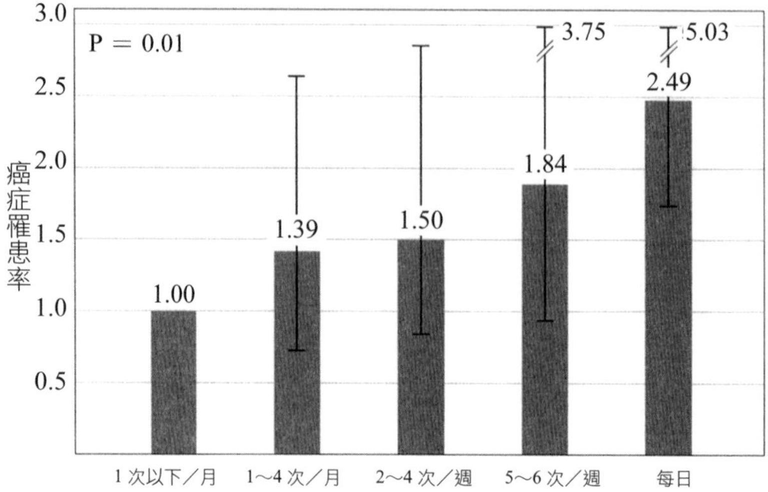

※ Willett 等人，N Engl J Med，1990

風險。

還有，日本國立癌症中心自一九九五至二〇〇六年花了近10年，對45至74歲的男女約8萬人進行追蹤調查。其中，罹患大腸癌的一一四五人（結腸癌七八八人、直腸癌三五七人）與肉類攝取量關係的調查結果顯示，男性肉類的攝取量最多（1天約一〇〇公克以上）的罹患率，為最少（1天約35公克以下）的一．四四倍；女性紅肉（牛肉和豬肉）攝取量最多（1天約80公克以上）的罹患率，為最少（1天約25公克以下）的一．四八倍。

由於攝取過多哺乳類動物的脂肪，便會增加血液中惡名昭彰的「LD

Ｌ」（低密度膽固醇）。ＬＤＬ是運送血液中膽固醇等物質的一種脂蛋白，負責從肝臟將脂質送至全身各組織。

ＬＤＬ一旦被活性氧氧化後，就會形成促使動脈硬化的「氧化ＬＤＬ」。而為了除去有害的氧化ＬＤＬ，體內便會派出巨噬細胞這種免疫細胞。

由於巨噬細胞全天在人體內巡邏，一旦發現癌細胞便會處理掉，所以當氧化ＬＤＬ一多，巨噬細胞便要動員前去處理，於是對癌細胞的巡邏警力便有所不足。基於此因素，所以攝取過多的動物性脂肪會提高罹患癌症的風險。

而且肉類攝取過多，腸道裡常駐的腸內細菌中，壞菌會增加而益菌會減少。結果，隨著免疫力降低，全身的代謝也跟著變差，成為提高罹患癌症的風險原因之一。

瞭解八項原則以便確實實行

我整理出解決和減緩癌症四個成因的具體對策，寫成下列「八項原則」，各位讀者若能將這八個觀念長存心中，並實踐於日常飲食生活中，那麼對防癌、改善癌症的病情，便有很大的幫助。

如本書中許多實例所說，要是能徹底實行這八項原則，甚至能為那些現代醫術已無計可施的癌症病例開闢出1條新的治療之路。而實踐這八項原則，最重要的則是絕不放棄，持續飲食療法的堅強意志及實踐力。請各位務必實行！

原則①接近無鹽的鹽分限制

盡量不要攝取鹽分。由於許多食物裡本身已含有鹽，所以盡量不要再加鹽調味。鹽、醬油、味噌等都一樣，原則上最好都不要用，如果非要使用，請少量使用低鈉鹽或低鹽醬油。

低鈉鹽或低鹽醬油是以氯化鉀為主要成分的調味料，它是將一部分鹽（氯化鈉）裡的鈉換成鉀所製成的。

所以低鈉鹽或低鹽醬油的鹽分為一般的50％，並非零，所以如果因此放心使用也會導致攝取過量，很可能會造成反效果，這點請大家務必注意，不過若能善加利用，對降低用鹽量則很有幫助。但罹患腎臟病等對鉀有限制攝取的人，則不能食用低鹽調味料，這點須特別注意。

所謂的化學調味料（風味增強劑，一種食品添加物）的主要成分是麩胺酸鈉（味精），雖然不鹹卻含有鈉，所以也請勿使用於癌症的飲食療法中。

我常建議患者在低鹽醬油裡加入等量的醋或檸檬汁，製作「家庭自製低鹽醬油」。這種自製醬油鹽分只有一般醬油的四分之一，而檸檬、醋的酸味又可增添食物美味，還能補充檸檬酸，無論是淋在燙青菜、涼拌豆腐或沙拉上，都非常好吃，請各位不妨試試看。

還有，如能善加運用日式高湯、香辛料或蔥、洋蔥、薑等香辛蔬菜，還有檸檬、醋的酸味，煎烤的香味等，即使減少用鹽也能做出美味的食物。

只要是新鮮、優質的食材，即使少鹽也會很好吃，所以食材的挑選很重要。

另外，鹹菜、鱈魚子等鹽漬品，鹽分較多的乾貨、火腿香腸、煉製品等食物，因含有許多鹽分，所以還是要避免食用。

原則②動物性蛋白質和脂肪的限制

牛肉、豬肉、羊肉、馬肉等哺乳動物的肉，暫時都要完全禁食，一直要到癌症體質改善進步到某種程度為止，時間通常是半年至1年。其他的蛋白質來源——雞肉或海產類，除了注意選擇部位和種類，最多1天吃1次，限制在一般攝取量的一半程度。

雞肉要選脂肪少的雞里肌或雞胸肉（去皮），海產類則要選擇鯧魚、比目魚、鱈魚等白肉魚，或是鮭魚、沙丁魚、竹筴魚、秋刀魚、鯖魚等青背魚，還有魷魚、墨魚、蝦子、螃蟹等甲殼類，蜆、蛤仔、文蛤、牡蠣、扇貝等貝類。挑新鮮的購買即可。

櫻花蝦、吻仔魚乾、小魚乾等也可以，不過若鹽分高要先用溫水泡過，去鹽後再使用。

魚肉含有許多肌紅素等易氧化成分的紅肉魚，如鮪魚、鰹魚，以及鹽分多、氧化風險高的乾貨等食物都要禁止。

至於蛋，限於優質的蛋（吃健康飼料、放養雞所生的蛋），1天以1顆為限。

原則③新鮮蔬菜和水果的大量攝取

要大量攝取無農藥或少農藥的蔬菜和水果。1天量的標準為現做蔬果汁1至1.5公升，做菜用的量最少要350公克，最好是400至500公克。新鮮水果盡量多吃，每天最好吃10種以上蔬菜和水果。

在癌症的飲食療法中，新鮮蔬果汁被當作是一種天然的抗癌劑。為了對抗體內不斷產生及從體外進入的活性氧，飲用新鮮蔬果汁次數越多效果越好。

世界首創的癌症飲食療法——葛森療法，1天甚至喝蔬果汁13次，假使你無法喝那麼多次，也請至少1天喝2至3次。

做蔬果汁的材料則請使用當季能買到的新鮮食材，例如蔬菜類的紅蘿蔔、高麗菜、菠菜、小松菜、蕃茄、青椒、白蘿蔔葉、芹菜、巴西利、茼蒿、白菜、花椰菜、白蘿蔔、蕪菁、洋蔥等；水果類的葡萄柚、橘子、八朔橘、伊予柑、夏橙、椪柑、蘋果、香蕉、草莓、柿子、西瓜、哈密瓜、葡萄等（關於水果中的檸檬，請參見原則⑥）。

典型的蔬果汁做法，是將葡萄柚等柑橘類水果2顆、蘋果1顆、紅蘿蔔2根、高麗菜四分之一顆，加上適量的菠菜或小松菜、白蘿蔔葉等青菜，及蕃茄、青椒、香蕉等，放入果汁機裡打成果汁。

另外，吃一些優質的乾果類當零食來吃是不要緊的。

原則④胚芽成分、豆類和薯類的攝取

穀物的胚芽部分含有豐富的維生素B群和E、膳食纖維、抗氧化物質等，而豆類、薯類也含有大量維生素、膳食纖維和抗氧化物質，這些都有助於穀物主要成分醣類的代謝，及我們全身代謝的調整，對於降低罹患癌症的風險，改善癌症病情都能發揮作用。

因此，1天主食至少要吃1次糙米或胚芽米、發芽糙米、五穀米、全麥麵包等；此外，豆類如大豆或大豆製品（納豆、豆腐等）、毛豆、紅豆等，薯類如地瓜、馬鈴薯、芋頭、山藥等，每天都要吃1次。

許多人常因為糙米較硬，難以咀嚼而不喜歡吃，其實只要在煮的方式上花點心思，就能簡單地把飯煮軟。這其中的訣竅，首先就是如果有壓力鍋，或著電子鍋有糙米飯模式，就用這些鍋具即可，煮法和白米相同，只是糙米浸泡的時間要長一些。

如果是用一般電鍋煮，可先將糙米泡水一晚，再用較多的水（水量較白米多2~3成，或將水加到內鍋刻度過半處）炊煮兩次。所謂炊煮兩次是指飯煮好、電源切掉後，按下開關再煮1次。

此外，吃白米飯時，最好能配白蘿蔔泥一起吃，因為白蘿蔔裡含有豐富的消化酵素，能促進醣類的代謝。

原則⑤優格、海藻和菇類的攝取

腸子的腸道免疫系統，在我們身體的免疫系統中占了極重要的位置，而乳酸菌能有助於強化腸道免疫系統。乳酸菌雖然可以從保健營養食品中攝取，但我建議要吃較為天然的優格。優格要選優質的牛乳（在自然環境下健康成長牛的乳汁）所製，每天吃三〇〇至五〇〇公克。

吃的時候可將優格淋在蔬菜或水果上，或是加蜂蜜、無添加物果醬、乾果一起吃，花點心思，變個吃法就不會吃膩。忙碌時，喝優酪乳也是個好方法。

牛奶也一樣，如果是從健康的牛取得之優質牛奶，那麼1天喝二〇〇毫升左右是不要緊的。

最近有部分人士認為牛奶、乳製品對身體不好，或是會提高罹患乳癌的危險性等。如果是優質的牛奶或用此材料所製成的優格，其實就無需擔心。牛奶和蛋從西元前起，在長久歷史中一直被視為珍貴的食材，即說明了它們的安全性。

有人會把牛奶脂肪（脂質）和牛肉脂肪混為一談，其實兩者完全不同。牛奶中的脂肪，含量只有幾％，而且飽和脂肪酸比牛肉的脂肪少。飽和脂肪酸會增加壞ＬＤＬ、提高罹患癌症及動脈硬化的風險，但適量的牛奶、乳製品則與此種危險性無關，反而還能有益健康，增強免疫力。

另外，有人認為如果喝的是高荷爾蒙濃度的懷孕母牛所生產的牛奶，會增加罹患乳癌的風險。不過如果是有良心的酪農業者提供的優質牛奶、乳製品，就不可能會有這種事發生。重要的是，我們要找到能信賴的生產者，購買能讓人安心的食材。

另一方面，海藻裡含有豐富的褐藻醣膠這種能增強免疫力的物質，所以可以將海帶芽、紫菜、昆布等拿來做成涼拌小菜、煮或是湯的材料，每天要多吃。

還有，香菇等菇類裡含有豐富的β-葡聚醣，這種物質能增強免疫力，所以可把它拿來炒、蒸、煮或作成湯的材料等，也要多吃。

在家裡可放一些乾海帶芽、海苔、紫菜、乾香菇、乾木耳等易於保存的海藻菇類備用，做菜時會很方便。

原則⑥蜂蜜、檸檬和啤酒酵母的攝取

在「四個成因」中曾提過，檸檬富含檸檬酸循環中所不可欠缺的檸檬酸，也含有許多聖草次苷（Eriocitrin）這種強力抗氧化物質，以及維生素C。

因此，1天最少要吃兩顆檸檬。可將檸檬擠出汁後，加水稀釋再混和蜂蜜，或加到蔬果汁裡，養成習慣就好。

蜂蜜含多種維生素、礦物質及能增強免疫力的花粉，是一種天然的健康食品。請選擇品質好的蜂蜜，1天量的標準請吃2大匙，也可以加到檸檬汁或優格裡混合吃。

啤酒酵母菌介於植物性與動物性之間，含有優質的蛋白質（胺基酸）。在癌症的飲食療法裡，由於有限制蛋白質，所以建議早晚各吃十片啤酒酵母片（愛表斯錠EBIOS，屬日本醫藥部外品）加以補充。

原則⑦活用橄欖油、麻油和菜籽油

氧化的油，含有許多會產生活性氧的過氧化脂質等有害物質，會提高罹患癌症的風險，因此烹調時，請少量使用不易氧化、較安定的橄欖油、麻油或菜籽油。

如果是作為調味直接食用，可用新鮮的紫蘇油、荏胡麻油、亞麻仁油等。

不過，即使是用這些油，油脂攝取過多還是會提高罹患癌症和生活習慣病的風險，所以油炸物等油多的食物仍需避免。

為防止氧化，購買食用油時要少量購買，且要保存於陰涼處，已氧化的舊油絕不可食用，存放過久的乾貨、油炸物、含油脂的點心類等食物也一樣。

原則⑧飲用天然水

雖然日本的自來水以乾淨衛生著稱，但是在癌症的飲食療法裡，還是要避免直接喝自來水，因為為了淨水而在自來水中添加的氯，會增加體內的活性氧。

如果要直接喝，請喝天然水而非自來水。有人住在得天獨厚的環境中，有乾淨的湧泉或河水可取得，一般人要喝天然水只能買保特瓶裝的天然水，或者退而求其次，可使用裝有活性碳的高性能淨水器來過濾水。

雖然泡茶、咖啡、紅茶等熱水都會煮沸，但如果可以，請使用天然水比較令人安心。還有，喝水或這些飲料，份量不可以妨礙喝蔬果汁。

最後要談的是「禁酒、禁菸」，雖然這與飲食無關，不過也極重要。

雖然說適量飲酒有益身體健康，但在癌症的飲食療法裡必須完全禁酒。因為酒精除了會傷害胃壁、腸壁，還會促進身體吸收食物裡所含的致癌物。

至少在病情改善、穩定前（大多情況是半年至1年左右）請勿喝酒，如果因禁酒而覺得難過，可用無酒精啤酒或汽水、薑汁汽水（Ginger Beer）等來替代。

另外，抽菸會提高罹患癌症的風險，這是眾所皆知的事，自然不用說。想要改善癌症的病情，禁煙是絕對必要的。

現在，戒菸的輔助療法有能緩和戒斷症狀的戒菸貼片、戒菸口香糖，各醫療院所都可開處方。戒菸有困難的人，可向醫師諮詢。

除以上所提的要點，在抗癌中為了改善身體狀況、強化免疫力，以下幾點生活注意事項，也請務必實行。

❶每天睡8至9小時。

❷泡溫水浴，讓身體溫暖，促進血液循環。

❸適度運動（如每天走五千步左右，但具體的運動強度及運動量，請詢問主治醫師後再決定）。

後記

~為了讓「真正有效的治療法」成為癌症醫療的中心

「癌症難民」一詞，我並不清楚究竟何時開始為人所用，不過這個令癌症醫療從事者不是很愉快的用語，最近在日本媒體上似乎已成為正式的用語。

當然，由於產生了問題意識，就這點來說有其益處，不過，更讓人關心的是，這個用語的含意似乎正微妙的發生變化，與開始使用的原意已不相同。

在癌症患者當中，不少人感到徬徨，無法選擇可認同的治療方式，對醫師的說明不滿等，病人希望能獲得更完善的資訊和諮詢，這種患者便被稱為「癌症難民」。（引自《朝日新聞晨刊》原文）

為尋求能認同的治療而痛苦的「癌症難民」，占癌症患者人數53%，估計全日本約有68萬人。（引自《東京新聞晨刊》原文）

在東京新聞的報導中，刊登有日本醫療政策機構（為民間研究機關）對癌症難民的定義：「對醫師的治療說明不滿，或無法認同治療方式的患者」，二〇一一年的報導即是依此定義所寫成的。

這些說明讓人感覺是患者自己覺得不滿，希望能獲得更好的醫療而主動離開主治醫師。當然，是有這樣的患者，不過實際上被稱為「癌症難民」的人，大部分卻不是如此。

他們並非是自己想這麼做，而是面臨標準治療（三大治療）的限制，被醫師宣告「已沒有治療的方法可用」。實際的情況是，他們沒有醫療機構可去，被迫成為癌症難民。這件事被視為患者逛醫院（Doctor Shopping），以致忽略了其中重要的問題。

所謂重要的問題，就是指「標準治療的限制」這件事。尤其是在癌細胞復發、轉移後，患者基本上就不適合手術，而需要以化療方式為主，這是目前標準的治療方式，但是化療藥物不久卻又會引發抗藥性而逐漸失效。

本來在此爭取時間的階段，醫師必須去思考能徹底治好癌症的方法，但是目前這部分卻是一片空白。就這樣，如果患者的病情持續惡化，再來就只能選擇「緩和照護」。這種做法患者當然無法接受，自然會另外尋找各種辦法。

我自己本身在還沒有開始指導飲食療法之前，山窮水盡時，我也只能告訴患者：「真遺憾，已沒有治療的方法可用了，以後請在家好好療養。」做為一名醫師，這實在是令人感到無比挫折的一刻。

然而，雖然我這麼說，但由於有患者採用飲食療法之後而奇蹟生還，我便開始注意起「飲食」。然後在別人說我「怪異」、「騙子」的情況下，我仍舊對患者進行飲食療法指導，最後，總算獲得部分醫師們的認同。

那些被醫師告知「已沒有治療的方法可用」而無法可想的癌症患者，才是真正的「癌症難民」。我相信能讓癌症難民減少甚至消失，最佳的方法便是癌症飲食療法。

目前，包含飲食療法在內的廣義免疫療法，是三大療法的輔助療法，不過我想，不久的將來，飲食療法應該會成為治療的主體，而三大療法則變成輔助性的療法。

我絕非輕視三大療法，其重要性自不待言，不過我認為主從關係應該顛倒才是。在現實中，這條道路或許還很長，但是我強烈地盼望著這一天的到來。

在此刻對於醫療強烈的不信任感正在社會蔓延之際，我認為也正是現在，應該恢復以患者為本的醫療，讓具有根本效果的治療法成為癌症醫療的重心。

本書特別收集了因適當合併採用三大療法及飲食療法，而自晚期、末期癌症中重獲新生的實例、實際可行的做法。

這些雖然是屬於患者個人的經歷，不過我相信對正於在與癌症奮鬥的患者與家屬，以及醫療相關人員，都能提供極大的參考。

在第二章患者的文字裡，他的主治醫師——小田原市立醫院外科主任龜高尚醫師，以真名出現，坦率陳述了意見。這是首次由患者的主治醫師直接投稿給拙著，具有重大的意義，對此我深表感謝。

我衷心地感謝龜高醫師，將詳細的抗癌體驗記投稿本書的各位患者，以及和患者一起奮鬥的家屬們。

我想將本書出版的這一年，訂為提高癌症飲食療法地位的元年。如果有更多的人能瞭解這層意義，並開始積極行動，個人將感到萬分榮幸。

作者筆

國家圖書館出版品預行編目資料

奇蹟抗癌飲食法：八原則抑制癌細胞、增強免疫力，連晚期癌也能順利康復／濟陽高穗作；陳政芬譯. -- 初版. -- 新北市：世茂出版有限公司，2022.09
面； 公分. --（生活健康；B501）
譯自：期ガンから生還した 15 人の食事：膵臓・食道・胃・大腸・肺・前立腺・卵巣・乳ガン…奇跡の症例
ISBN 978-626-7172-03-2（平裝）

1. CST: 癌症 2.CST: 健康飲食 3.CST: 食療

417.8 111011122

生活健康 B501

奇蹟抗癌飲食法：八原則抑制癌細胞、增強免疫力，連晚期癌也能順利康復

作　　者／濟陽高穗 醫師
譯　　者／陳政芬
主　　編／楊鈺儀
封面設計／江依玶
出 版 者／世茂出版有限公司
地　　址／（231）新北市新店區民生路 19 號 5 樓
電　　話／（02）2218-3277
傳　　真／（02）2218-3239（訂書專線）
劃撥帳號／ 19911841
戶　　名／世茂出版有限公司　單次郵購總金額未滿 500 元（含），請加 80 元掛號費
酷 書 網／ www.coolbooks.com.tw
排版製版／辰皓國際出版製作有限公司
印　　刷／世和彩色印刷股份有限公司
初版一刷／ 2022 年 9 月
　　二刷／ 2024 年 1 月

ISBN／ 978-626-7172-03-2
定　　價／ 330 元

BANKI GAN KARA SEIKAN SHITA 15 NIN NO SHOKUJI

Printed in Taiwan

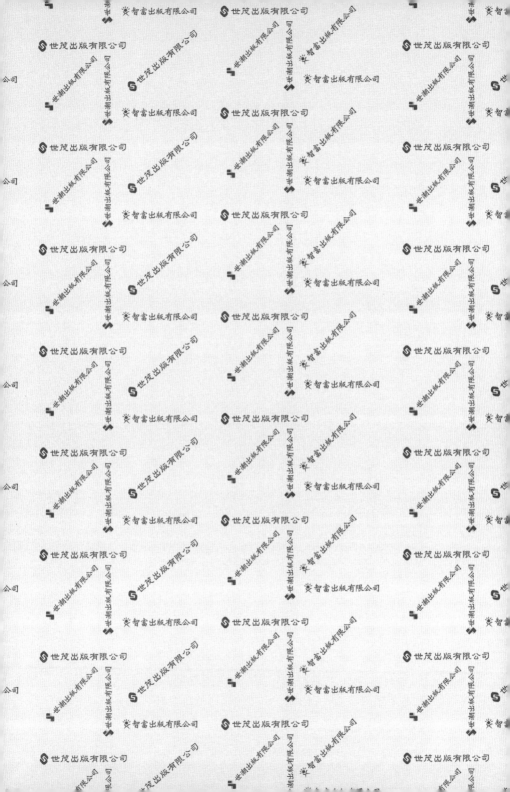